図解・最先端医療 がん遺伝子治療の

圖解｜最先進醫療

癌症 基因療法

認識基因檢測與治療
了解癌症治療趨勢！

細胞

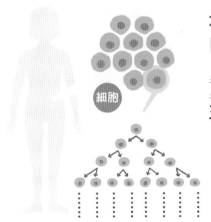

石田幸弘 ◎著
日本基因治療研究會 ◎監修

基隆長庚醫院
血液腫瘤科主治醫師
王正旭 ◎審定　　　王薇婷 ◎譯

目錄 Contents

第 1 章
癌症與基因的關係

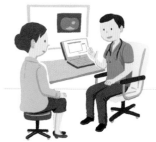

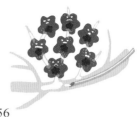

第 2 章
基因治療的基礎知識

第 3 章
利用各種先端治療

第 4 章
基因治療的優缺點

第 5 章
基因治療藥物

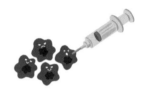

第 6 章
基因治療現況①【醫生心聲】

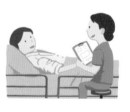

第 7 章
基因治療現況②【患者心聲】

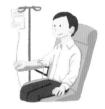

癌細胞的誕生過程

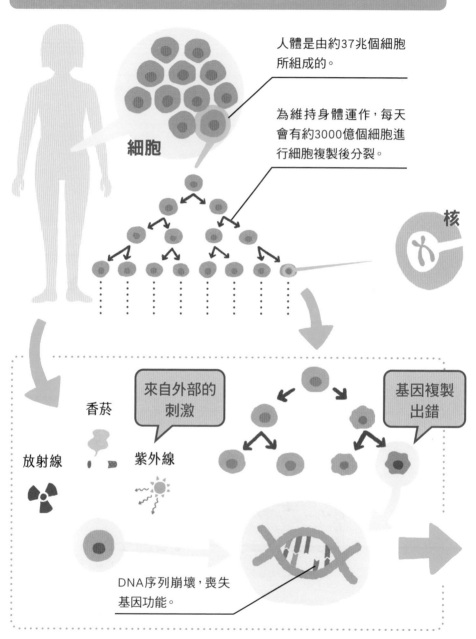

人體是由約37兆個細胞所組成的。

為維持身體運作,每天會有約3000億個細胞進行細胞複製後分裂。

細胞

核

來自外部的刺激

基因複製出錯

香菸

放射線

紫外線

DNA序列崩壞,喪失基因功能。

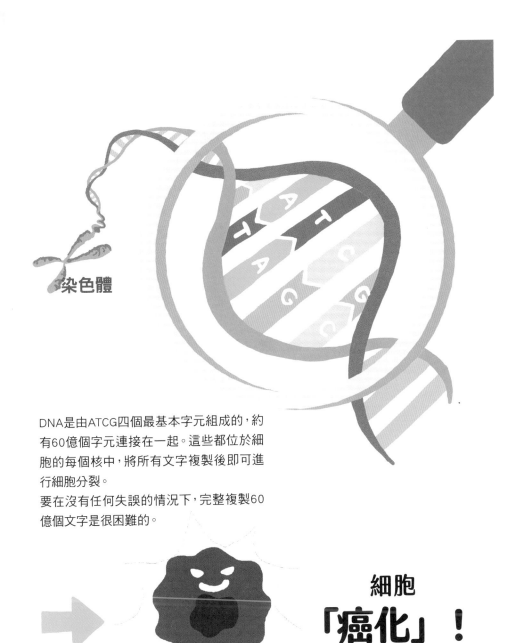

染色體

DNA是由ATCG四個最基本字元組成的，約有60億個字元連接在一起。這些都位於細胞的每個核中，將所有文字複製後即可進行細胞分裂。

要在沒有任何失誤的情況下，完整複製60億個文字是很困難的。

細胞
「癌化」！

癌症＝基因崩壞的疾病

基因從製造蛋白質後，到其發揮功能的過程

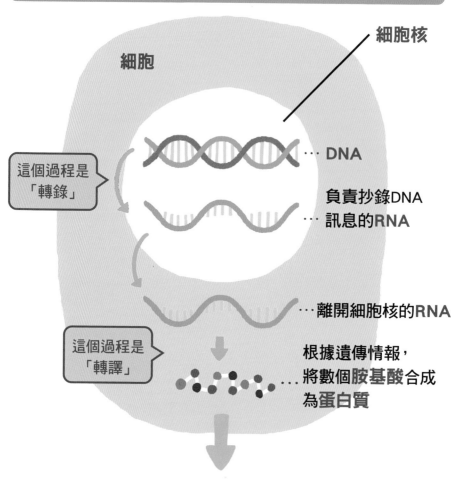

細胞核

細胞

··· DNA

這個過程是「轉錄」

負責抄錄DNA
··· 訊息的RNA

···離開細胞核的RNA

這個過程是「轉譯」

根據遺傳情報，
··· 將數個胺基酸合成
為蛋白質

結合成蛋白質後，才能開始發揮作用

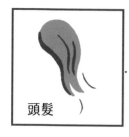

頭髮

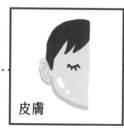

皮膚

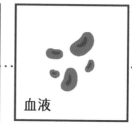

血液

全身上下
都是由
··· 蛋白質
組成的

抑癌基因p53突變，使得罹癌風險升高

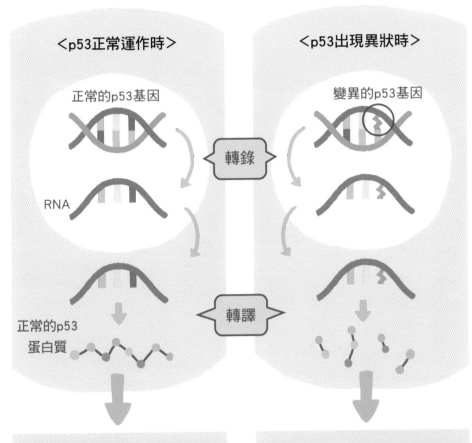

<p53正常運作時>

正常的p53基因

RNA

正常的p53
蛋白質

根據p53的情報合成的蛋白質，可讓
癌化細胞凋亡。

<p53出現異狀時>

變異的p53基因

轉錄

轉譯

根據變異的p53情報因而無法製造出
正常的蛋白質，也無法讓細胞凋亡。

罹癌風險 高

癌症分期與治療法

一期　　　　　　　　　　　　　　二期

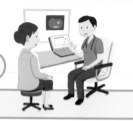

內視鏡手術

外科手術（部分切除）

外科手術（全部切除）

術前化療

術後化療

放射線治療

粒子治療（Particle therapy）

■癌症的惡化程度與可選擇的代表療法

癌症的嚴重與擴散程度，一般都稱之為「分期」。包括被稱為早期癌的一期，逐漸變大、擴散後，則分為二期、三期、四期。每個分期可以選擇的療法也有所不同。

三期	四期

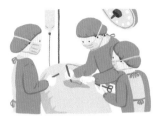

緩和性手術（舒緩手術）

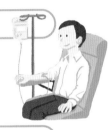

緩和性化療

安寧療護

免疫療法

基因治療

※一般概要，依癌症種類有所不同。

※安寧療護是為了減輕治療過程所帶來的痛苦與副作用，也有初期即導入此一療法的病例。

※重粒子線、質子都統稱粒子治療。

基因治療流程與各式療法

收集進行基因治療醫護機關的相關情報

若無法獲得曾接受過基因治療的患者或主治醫生的介紹，可上網搜尋基因治療醫療院所等資訊。

初診諮詢、第二意見

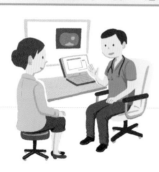

醫生會先詢問目前的治療狀況，再針對基因治療進行詳細解說。聽取患者意見，擬定治療計畫。

提出治療計畫、製作同意書

醫生會提出包括費用、治療期程等的具體治療計畫。經患者同意後便製作同意書，正式進入療程。

治療、評估

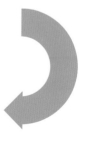

根據治療計畫，開始進行治療。基本療程是一次（1～2個月），共需進行6次，依患者狀況進行。

結束一次療程後，會依血液檢查、影像檢查等來觀察治療效果。再根據結果，與患者針對今後的治療方針進行討論後，配合患者需求繼續療程。

各式基因治療方式

局部注射	直接將藥劑打入罹癌組織。 **如舌癌、皮膚癌等**

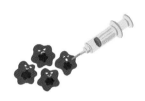

點滴	以點滴注入方式，讓藥劑繞至全身。 **癌細胞已轉移全身或是身體深處的器官等**

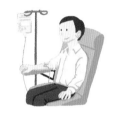

內視鏡	利用內視鏡將藥劑直接注入病巢。 **如胃癌、食道癌等**

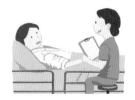

導管	使用導管將藥劑注入罹癌組織周邊的血管。 **如胰臟癌、腦腫瘤等**

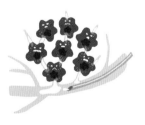

根據癌症的嚴重、擴散程度與部位，選擇最適合的療法與基因治療藥劑。

期盼基因治療成為
癌症標準治療的那天到來

◎王正旭

- 基隆長庚醫院血液腫瘤科主治醫師
- 癌症希望基金會董事長

　　真的**很期盼基因治療成為癌症標準治療方式的日子趕快到來**。在目前，誠如本書作者石田幸弘君所言，要讓基因治療成為好的治療，最重要的是「緣分」。

　　日本罹癌民眾在取得最新抗癌知識信息方面真是有福氣，因為不斷有即時的專書出版，讓大家可以跨過醫療專業的門檻，掌握到癌症治療的新進展。很高興台灣民眾也能分享到這份福氣，因為我們有用心的**翻譯者**和出版社，讓這本書迅速地在台灣付梓上線。

　　本書在第 1 章和第 2 章以淺顯易懂圖文並茂的方式，介紹了癌症與基因的關係以及基因治療的基礎知識，接著第 3 章和第 4 章，說明了尖端抗癌醫療的選項，同時指出臨床運用的可能性和優缺點，也釐清多個常見的問題點。第 5 章則羅列現有基因治療

的藥物製劑，最後第 6 和第 7 章，再分別從醫師端和患者端陳述目前日本基因治療的需求與實況。這些內容可以**提供給讀者明白癌症治療的前景，相信對從事癌症診療服務的團隊也會很有幫助。**

其實台灣和日本在癌症診療有很多環節非常相似，包括因生活習慣相關引起的癌症類別，以及全民健康醫療保險給付制度等。但在日本，除了藉著部分負擔的設計，讓罹癌民眾得以及早使用抗癌新藥外，對於類似需完全自費的基因治療，也採取比較開放的做法。

作者石田君透過採訪把醫療實例提供大家參考，他也特別指出兩個重點，即是絕對不能跟確診自己罹患癌症的醫院斷絕聯絡，以及對即將接受基因治療的醫療機關要有徹底的了解。台灣的罹癌民眾，基於主管機關一貫嚴謹的把關態度之下，在面臨這些治療選擇時，更需要遵守這兩點忠告。

最後，再次感謝原水出版社的邀請，讓我有機會先睹為快，也希望本書的出版讓民眾對癌症基因治療有更全面的認識。

基因治療的進步，帶來癌症治療新方向

◎林建廷
- 沛爾生醫技術長
- 前台灣大學台成幹細胞治療中心主治醫師

◎林成龍
- 沛爾生醫創辦人
- 英國 Imperial College 醫學院講座教授
- 英國皇家外科學院院士

癌症的治療多為複合性治療，除了傳統的手術、放射線治療和化學治療，近 20 年來幾項新穎的治療也已臻成熟，包括小分子標靶藥物、單株抗體標靶藥物、雙特異性抗體 (bispecific T cell engager)、抗體藥物複合體 (antibody drug conjugates)、免疫檢查點抑制劑 (checkpoint inhibitors) 等；最新的發展則包括基因治療，例如嵌合抗原受體 T 細胞 (chimeric antigen receptor T cell)、融瘤病毒 (oncolytic virus)、其他基因治療藥物等。**基因治療的進步，的確帶來癌症治療的新方向**，而基因治療的能力，某一程度也反映了一個國家整體的科技實力。本書是城邦集團原水文化出版社翻譯自日文對基因治療的介紹；日本在這方面已進展多年，也取得相當的成績，他們的努力確實值得借鏡。

以我們自己十多年的經驗看來，**近年來新醫療技術加速發展，已使免疫治療、基因治療、細胞治療之間的分野不再像過去那麼清楚，彼此之間是有一定程度重疊的。**

　　本書的作者雖非醫師，但藉由深度專訪從事基因治療或免疫、細胞治療的日本醫師所整理而成的資訊，確實相當符合現況，而且翻譯貼切易懂，值得專業人士，甚或非專業人士細讀。需提醒的是，本書的第 6 章及第 7 章描述日本醫師與病患對治療過程與結果的討論，提供台灣讀者相當程度的「實場感」，然而台灣和日本的醫療背景、文化、保險給付不盡相同，少數的個案也未必能代表全貌，因此日本病患的就醫過程僅能參考；台灣的讀者或病患若真有這方面的需求，仍需要與有經驗的醫師討論，訂定最適合的個人化療法，方不至於掛一漏萬。

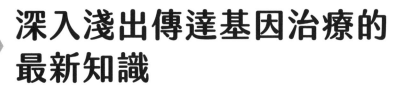

深入淺出傳達基因治療的最新知識

◎胡務亮

台大醫院小兒部暨基因醫學部教授

　　我是一名遺傳疾病的工作者，持續的在為遺傳疾病的診斷及治療努力，而且在過去十年的時間中，進行著遺傳疾病基因治療的基礎研究及臨床試驗。在這段時間中一直困擾我們的一件事情，就是如何去推廣遺傳學的知識，因為很多人認為遺傳學的知識很艱深，遺傳疾病又十分罕見，所以缺乏學習的欲望。不過奇妙的事情發生了，基因在癌症領域越來越重要了，標靶治療要看基因序列，遺傳性癌症也開始被大眾注意到，因此大家開始願意學習基因與遺傳的知識。

　　癌症果真是影響人類健康最重要的疾病，連基因治療的研究及應用，也是在癌症的領域最多，比在遺傳疾病上的份量要重得多。因此當有人介紹這本書《圖解最先進醫療　癌症基因療法》給我時，我想藉著癌症的吸引力，讓大家能了解基因治療，也是一個不錯的機會。

當我看到這本書的翻譯稿時，我吃了一驚，這是一本不錯的書，深入淺出卻能傳達最新的知識。這本書很清楚的解說癌症和基因突變的關聯性、癌症的治療，以及基因治療如何和現有的癌症治療接軌。書中介紹了 DNA、RNA、和蛋白質的觀念，以及基因突變引起的後果。講解基因治療的原理，病毒載體，以及基因治療進行的方法。清楚的陳述基因治療過去的發展及現狀，包括目前在日本以及世界上重要的基因治療藥物和臨床試驗。

　　針對癌症基因治療方面，很驚訝的是作者介紹了最新的，連專業人士都不一定能了解的觀念：癌症基因治療的利器「免疫療法」，和癌症治療目前的新希望「免疫檢查點抑制劑」，之間的相關性及未來的應用。當然最後兩章的病例介紹並不屬於實證醫學，好的治療成果當然是一項鼓勵，但是科學的證實當然還需要更多的證據。

　　作者在自序中提到，好的治療，最重要的是「緣分」。作者鼓勵患者要先去「徹底的了解」疾病，再來就是希望找到一個有緣分的醫師。「大家能在自家附近找好優良的醫療機關」，這應該也是醫師的期望吧。

解開癌症尖端治療的神祕面紗

◎楊慕華

台北榮民總醫院腫瘤醫學部藥物治療科科主任

　　癌症無庸置疑是人類近數十年來健康上的最大敵人，然而和其他威脅人類健康的主要疾病相比，癌症治療的進展似乎顯得較為緩慢。當現代醫學已能相對有效掌控糖尿病、感染症、心血管疾病這些人類主要的健康敵人之時，人們現在仍然是聞癌色變。即使在二十一世紀科技如此發達的今日，癌症仍然有相當一部分是現代醫療無法掌控的，甚至連發生的原因也不完全清楚。

　　癌症治療的發展史，和現代分子生物學的發展密不可分。從致癌基因、抑癌基因的發現，到基因體解碼，以及免疫學的進展，樣樣都和癌症治療的重大突破密不可分，也促使癌症治療的項目日趨豐富。雖然書中所提的三大治療：手術治療、放射治療、化學治療，迄今數十年仍然屹立不搖，在腫瘤治療扮演最重要的角色，但近年**標靶治療、免疫治療的進展，對癌症治療已起了革命性的改變。**

　　本書以生動且深入淺出的方式，對於癌症生成的原因，腫瘤的分期，現有的三大治療的重要性，均有相當全面性的描述。值

得一提的是，本書相當注重科學精神，以證據為依歸，並不因主角是基因治療，而過度誇大基因治療的療效。在介紹基因治療的部分，本書也是採取科學實證的角度，說明基因治療在罕見疾病的應用，以及基因治療目前在各種癌症的臨床試驗現況。近年 CART（基因編輯 T 細胞治療）在治療血液惡性疾病的重大成功，更為基因治療未來的發展，開拓極大的空間。本書後半部份則根據個別基因治療，進行相當詳細的解說，相信對於想探究基因治療神祕面紗的人們，本書將是一本很好的導覽書。本書的最後一部份以幾個成功的臨床案例做結尾，是相當有說服力的現身說法。但是在醫學上，我想要和大家分享的是：個案的成功雖然值得高興，但是能在嚴謹的臨床實驗中經過反覆驗證而留存的治療策略，才是能夠對人類健康作出貢獻的精華。

癌症基因治療在今天，雖然已經看見曙光，但距離真正的臨床應用，似乎仍舊還有最後一哩路要走。本書可說是適時的著作，**在癌症醫療快速發展的今日，可扮演想要對這個最先進的癌症治療更進一步了解的入門工具書**。對於非癌症醫療人員來說，正確的了解尖端癌症治療，且沒有不切實際期待是相當重要的。大眾對於腫瘤治療相關知識的提升，將能促進病患和醫師間有更充分的討論，共同參與醫病決策，才是推進先進醫療的最大驅力。

了解癌症治療的新穎療法「基因療法」

◎江伯倫

- 台大醫院副院長
- 台灣大學特聘教授

　　癌症的發生率逐年增加，已經成為全世界所有主要國家最重要的健康問題。當然，這幾年來在癌症的治療上，包括早期的偵測預防、新進的外科手術、化療藥物、質子和重粒子治療和標靶藥物等，其實都有相當長足的進步，所以在面對癌症的治療上可以說是比以前進步很多。但是，癌症的治療上仍然會遇到上述治療效果不佳的病例，所以持續地尋求更好的治療方法，就成為一個需要繼續努力的範疇。**未來，可以預期能夠應用到癌症治療的新穎療法主要就是免疫細胞療法和基因療法**，本書作者為大家以深入淺出的文字介紹其中的基因療法，對想進一步了解癌症和基因療法的讀者一定會受益良多。

　　在《圖解最先進醫療　癌症基因療法》這本書中，作者以圖解的方式介紹癌症發生的機轉，是由細胞基因的突變導致細胞不

正常增生，也介紹致癌基因和抑癌基因在致病機轉中所扮演的角色。接著，作者也介紹了基因療法的基本機轉，以及如何利用目前已經在應用中的各種載體將基因送入體內和細胞內，來改變癌症基因的表現；或是利用一些與對抗癌細胞相關的免疫促進基因，來誘發更好對抗癌細胞的免疫反應，而達到更有效的治療效果。

　　基因療法在剛開始推行的年代，其實遇到一些主要的問題，在於載體的有效性和安全性，所以其間有一段時間基因療法變得比較沉潛，這幾年因為相關技術方面逐漸改善，所以又重新受到醫界的重視。同時，最近已經逐漸增加臨床應用的細胞治療，一樣需要使用到基因改造的技術，也讓基因療法和基因改造技術的應用受到更多的重視和研發。

　　此外，作者詳細介紹一些重要的致癌基因和抑癌基因在癌症的角色，也對癌症患者的飲食和需要注意的環境因子多有著墨。不僅如此，最近在癌症治療上也進步非常多的生物製劑如單株抗體和小分子藥物，以及有些特定的癌症如乳癌和攝護腺癌與荷爾蒙有著密切的關係，因此，荷爾蒙治療在這幾年也成為治療上重要的選項等等，關於這些這些內容，作者也有一番相當詳細的解說。

我個人的研究室曾經在過敏疾病的基因療法上，花了相當多的時間進行研究，所以對基因療法應用在疾病的治療有著相當清楚的了解，同時也應用到疾病的模式上。

　　本書作者以言簡意賅的文字敘述，加上清楚的圖解說明，一定能夠讓所有讀這本書的讀者，**很快地了解與癌症發生相關的知識**。同時，也可以**針對會誘發癌細胞發生的一些因子來加以避免，達到預防癌症發生的目的**。最重要的，作者在本書中非常清晰地介紹了癌症的各種治療方法，包括傳統的外科、化療和放射線治療，以及較為新穎的生物製劑、細胞治療和基因療法都做了深入淺出的闡明。特別是針對基因療法的來源去脈及最新的發展，更強調在癌症治療上的應用。相信本書，一定能夠讓想要了解相關方面知識的讀者受益匪淺，在此特予以推薦。

好的治療，最重要的是「緣分」

◎石田幸弘

不知道各位讀者對基因治療的看法如何？大部分人可能都只有「該不會是操控基因讓身體出現什麼變化吧？」或「不知其效果如何的替代療法之一」等等的認識，覺得跟自己八竿子打不著吧！

我原本對基因治療的印象，也跟各位一樣。

之所以會改變想法，是透過某位編輯的介紹，讓我認識了基因治療的專家。因為並非一般醫療人士而是研究者，所以他不僅從基因治療藥物的癌症療效這個角度來看，甚至還從醫療業界裡基因治療的定位來進行解說。

這帶給我相當大的衝擊。

全世界已經出現幾款獲得許可的基因治療藥物。日本也有藥商提出了首件基因治療藥物的申請，不久的將來就可以看到其上市。在歐美各國，基因治療跟手術、化療一樣，都是治療癌症的選項之一。隨著種種基因治療的技術出現，各位就能發現原本認為跟自己「毫無瓜葛」的基因治療，原來離自己這麼近。

也要做好不會出現任何治療效果的心理準備

基因治療是相當進步的癌症治療方式，完全當成選項就太可惜了。不過，要做好「跟其他的療法一樣，基因治療也有可能無

效」的心理準備。

本書要介紹的癌症基因治療，是將正常基因植入體內，喚回身體原有功能的治療法。取代讓人生病的壞基因的正常基因，若無法將之植入體內，就無法發揮其治療效果。

進行檢討時，這點也必須徹底檢討。不過，就我採訪的心得，約有 6 ～ 7 成的效果。這個數字比起其它治療法絲毫不遜色。

好的治療，最重要的是「緣分」

會購買本書的讀者，可能大多是癌症患者的家人或本人。不然就是正在努力尋找能對抗癌症方式，想跟它一戰的人吧！擁有如此強烈意志的人選擇基因治療時，也有以下兩點要留意。

第一，絕對不能跟確診自己罹患癌症的醫院斷絕聯絡。因為檢查、療程等相關資料，都在醫院手上，若改為基因治療決定轉院後，就很難取得這些資料。因此，配合主治醫生診療與醫院療程，再輔以基因治療，才是最基本的。

另一個重點則是對即將接受基因治療的醫療機關要有徹底的了解。得已進行基因治療的醫療機關並不多，在為數不多的選項中，一樣有合跟不合的地方。

只不過，經常會發生在確診後，急著想治好，沒有多加思考，就衝去碰巧看到的醫療機關就診，因為沒有時間就想趕快進入療程的情況。

「罹癌」可說是人生一大要事，能不能接受良好治療。在我這次的採訪經驗中，我認為「緣分」是很重要的。希望這本書能幫助大家可以在自家附近找好優良的醫療機關。

第 **1** 章

癌症與基因的關係

本章將針對閱讀本書時必須擁有的「什麼是癌症？」、「什麼是基因」等基本常識，以及日本癌症治療的現況進行講解。

為什麼會罹患癌症呢？

　　就算是健康人士，體內每天還是會產生許多癌細胞。不過，也透過人體的防禦機制，讓癌細胞不易增加。

　　但若防禦機制失效，讓癌細胞存活下來的話，就會在體內不斷增生，甚至威脅到生命。

轉化為癌症是怎樣的狀態？

　　因會奪人性命而讓人心懷畏懼的癌症，原本只是極為普通的細胞，卻因環境或細胞複製錯誤等因素，導致基因變異，造成細胞癌化。

　　細胞癌化並沒有什麼好大驚小怪的。即便身體健康，據說每天體內還是會產生 3000 ～ 5000 個癌細胞。

　　因為每天都有大量細胞正在癌化，坐視不管的話，現在全人類早就因癌症而滅絕。我們之所以還能好好活著，就是因為**人類體內有可以對抗癌細胞的防禦機制**。

　　防禦機制分為兩個階段。

　　第一個階段是細胞內的基因防禦機制。

　　細胞的運作可透過基因進行適時控制。縱然受到抽菸、喝酒、病毒、紫外線等種種傷害，基因可促進其修復或令其死亡（Apoptpsis：細胞凋亡，112 頁下欄），藉此預防細胞癌化。

防禦機制…去除體內異物保護身體的保衛功能。

【兩階段的癌症防禦機制】

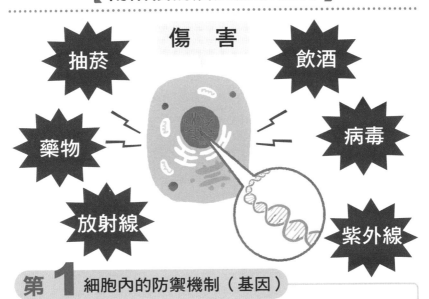

傷害

抽菸　飲酒　藥物　病毒　放射線　紫外線

第 1 細胞內的防禦機制（基因）

受到傷害的細胞可透過基因進行修復、凋亡，藉此防止癌化。

第 2 細胞外的防禦機制（免疫）

人體內的免疫細胞會攻擊癌化細胞，在其大量增生前一舉殲滅。

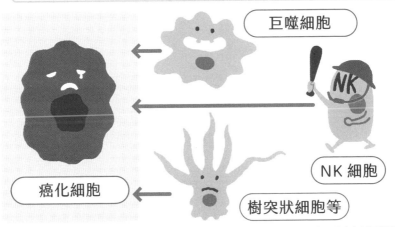

巨噬細胞

NK 細胞

樹突狀細胞等

癌化細胞

倘若喪失細胞修復或令其凋亡的功能，無法加以抑制，導致細胞無限分裂、增生的話，就會變成癌細胞。

不過，即便細胞癌化，還有第二道防禦機制。就是透過免疫，而負責免疫的就是免疫細胞。

人體的免疫細胞，每天都會在體內巡邏。一找到癌細胞就會發動攻擊或是吃下肚消化掉，在癌細胞增生前就一舉消滅。

如上所述，**藉由細胞內外側的兩道防禦機制，可讓大部分的癌細胞消失得無影無蹤**。但要是防禦機制的監視或攻擊出了什麼差錯，少數殘存下來的癌細胞就會開始增生，對人體造成嚴重影響。

📁 無限增生是一件很可怕的事情

一般的細胞會視需求分裂增生，過多時就會暫停，藉此讓細胞數維持在正常範圍內。

不過，癌細胞會無視這一切，就算已經傷害到周邊組織，還是會無限增生。

癌細胞會無限增生的原因，大致可分為兩點。

第一，掌管細胞增生的「癌症基因」異常活躍，導致細胞無限增加。第二就是控制細胞增生的「抑癌基因」失去作用，無法讓細胞停止增生。

這兩個因素經常**被比喻為車子的油門跟煞車**。癌症基因的活化就好比踩著油門不放，抑癌基因的損傷則是煞車壞掉的狀態。

免疫…負責監視、排除體內病原體、異常細胞，藉此保護身體的防禦系統。

【 促進與抑制細胞增生兩者關係失衡，就會演變成癌症 】

正常細胞是透過基因控制維持絕妙平衡。能在適當的時機製造出足夠數量的新細胞，也是基因發揮的作用。換句話說，基因的功用就是維持細胞增生的「油門」跟「煞車」之間恰到好處的平衡。

促進細胞增生的油門「癌症基因」

適時踩個油門，
可**加快**速度。

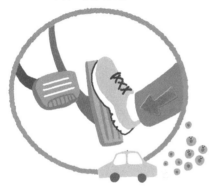

抑制細胞增生的煞車「抑癌基因」

適時踩個煞車，
可**降低**速度。

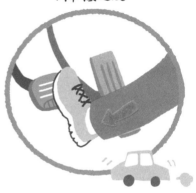

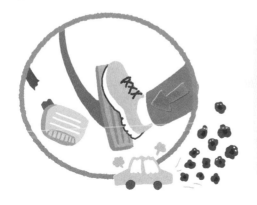

基因因為某些原因產生變異，導致緊踩油門不放或煞車失靈時，細胞就會癌化。

癌症是基因遭到破壞的疾病

　　先前一直提到基因，但簡單來說，癌症就是基因喪失其功能，導致細胞增生失控所引起的。

　　就在此簡單解說一下基因跟 DNA。可能有很多讀者認為這兩者是一樣的。

　　簡單來說，**基因是一個又一個的情報，DNA 則是構成基因的物質名稱。**

📂 基因跟 DNA 有何不同？

　　DNA 被稱為「鹼基」，可分為「腺嘌呤（A）」、「胸腺嘧啶（T）」、「胞嘧啶（C）」、「鳥嘌呤（G）」四種。類似 ATGCCCCA⋯⋯，這種猶如密碼般的序列組合，形成了打造人體所需的遺傳情報。一言以蔽之，就是身體設計圖。

　　只不過並非所有的 DNA 序列都記載了遺傳情報，重要的據說僅佔 1 ～ 2%。這些重要的序列組合，每一個都是所謂的基因。細胞內的核醣體會根據此類基因情報製造出蛋白質。這些蛋白質的任務就是構成我們的身體，並產生酵素等維持生命活動。

鹼基⋯構成 DNA 的物質之一，可分 4 種。其中的差異，就是不同種類 DNA 的特徵。

【DNA・基因・蛋白質】

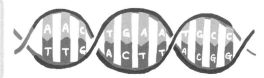

DNA 序列
=
身體設計圖

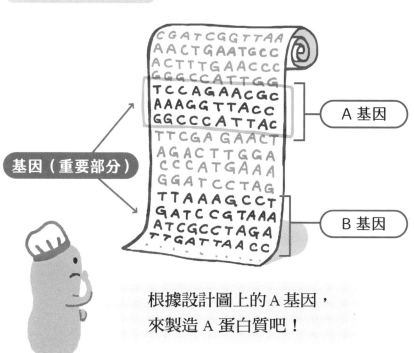

```
CGATCGGTTAA
AACTGAATGCC
ACTTTGAACCC
GGGCCATTGG
TCCAGAACGC
AAAGGTTACC
GGCCCATTAC
TTCGAGAACT
AGACTTGGA
CCCATGAAA
GGATCCTAG
TTAAAGCCT
GATCCGTAAA
ATCGCCTAGA
TTGATTAACC
```

A 基因

B 基因

基因（重要部分）

根據設計圖上的 A 基因，
來製造 A 蛋白質吧！

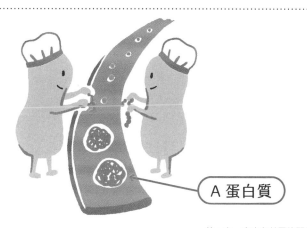

A 蛋白質

罹癌原因多半是
基因複製出錯或外在因素

之所以會產生癌細胞，可分為因為外在的環境因素、家族遺傳因素，以及細胞分裂時出現的 DNA 複製錯誤三種。

其中，DNA 複製錯誤，也就是「複寫錯誤」的細胞癌化，每個人都有可能會遇到。依癌症種類不同，據說占了罹癌原因的六成以上。

原因 1 DNA 複寫錯誤

人體是由約 37 兆個細胞所形成，並非終其一生都是同一個細胞，而是透過分裂產生新細胞，再讓舊細胞滅絕的過程，約莫半年全身上下的細胞，就有一次大換血。嚴格來說，雖然也有類似神經細胞這種不會汰舊換新的細胞，但每天為了汰舊換新所分裂的細胞，大約有 3000 億個，是相當龐大的數量。

細胞分裂時，會複製細胞核內的 DNA，製造出另一個完全一模一樣的 DNA 序列，最後則會分裂成兩個細胞。

DNA 還可細分為「腺嘌呤（A）」、「胸腺嘧啶（T）」、「胞嘧啶（C）」、「鳥嘌呤（G）」四種序列。DNA 則是由 ATCG 所組成約 30 億對的組合打造出來的。

換句話說，複製 DNA 時，必須要正確複製這約 30 億對的 DNA 序列組合。

神經細胞…構成大腦神經系統的細胞，負責資訊處理、傳達等任務。又被稱為神經元。

【形成癌症的過程】

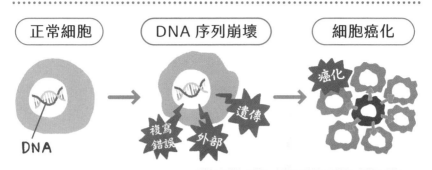

正常細胞 → DNA 序列崩壞 → 細胞癌化

癌化

遺傳

複寫錯誤　外部

DNA

與癌症有關的基因機能喪失

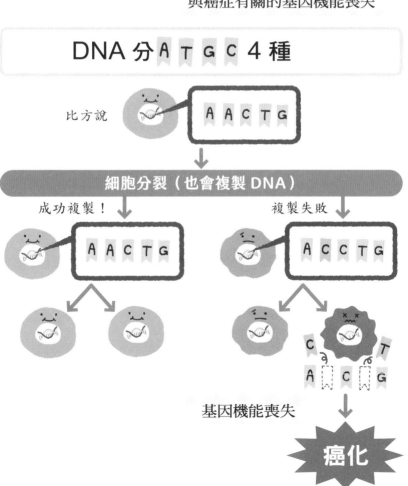

DNA 分 A T G C 4 種

比方說　AACTG

細胞分裂（也會複製 DNA）

成功複製！　AACTG

複製失敗　ACCTG

基因機能喪失

癌化

30 億對序列要百分百成功複製是很艱辛的任務，所以偶爾也會出錯。但可以透過**修復功能修正其錯誤，再透過免疫排除異常細胞。**

不過，要是來不及修復，或逃過免疫監督的法眼，讓壞掉的 DNA 無限擴增的話，就會導致癌化。

原因 2 外在因素

環境、生活習慣等外在因素也會傷害基因，促成細胞癌化。

最為人所熟知的就是**抽菸習慣**。香菸裡所含的致癌物質，約有 60 ～ 70 種。雖然吸入香菸的煙後，人體會進行解毒，轉化成尿液排出體外。但還是有一部分會被細胞所吸收，傷害到基因。

【致癌因素之比例】

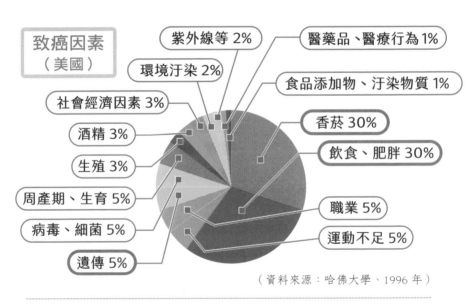

致癌因素（美國）

紫外線等 2%
環境汙染 2%
社會經濟因素 3%
酒精 3%
生殖 3%
周產期、生育 5%
病毒、細菌 5%
遺傳 5%
醫藥品、醫療行為 1%
食品添加物、汙染物質 1%
香菸 30%
飲食、肥胖 30%
職業 5%
運動不足 5%

（資料來源：哈佛大學、1996 年）

致癌物質…誘發癌症的物質。香菸的煙裡含有尼古丁、焦油、一氧化碳等。

吸菸所導致的風險，不只會出現在咽喉、肺部等，煙會經過的通道。吸入肺部的致癌物質，可能會隨著血液流往全身，引發各部位的癌症。

錯誤的**飲食習慣**，也是致癌的原因。比方說，攝取過多鹽分會傷害胃部黏膜，提高胃癌的機率。相反地，攝取充足蔬菜量能有效降低罹患食道癌、肺癌的風險。飲食相關的研究結果更是五花八門。

📁 原因 3 家族遺傳

癌症是基因變異所引起的疾病。一說到這，大家可能會聯想到癌症是父母傳給小孩的。

但其實現今確認與遺傳有關的癌症，只有一小部分。如前頁圓餅圖所示，遺傳所導致的癌症，只佔了 5%。

換句話說，大部分的癌症都是由環境因素，而非遺傳所引起的。

不過，的確**有些癌症容易受到遺傳因素的影響**。這些來自家庭遺傳因素的疾病，稱之為「**家族性癌症**」。

其代表包括攝護腺癌、大腸癌、乳癌跟卵巢癌。

知名好萊塢女星安潔莉娜裘莉檢測出被稱為遺傳性乳癌、卵巢癌症候群的特定抑癌基因（請參考下頁）一出生就出現異常，因此被診斷出罹患乳癌的機率高達 87%，罹患卵巢癌的機率則達 50%，於是選擇接受手術切除。

若罹患的是家族性癌症，才二、三十歲就發病的情況相當普遍。因此，定期接受癌症篩檢，就變得相當重要。

家族性癌症…好發於某個家族系統的癌症。若是因特定基因產生變異，從父母傳給小孩的話，就稱為「遺傳性癌症」。

什麼是
「癌症基因治療」？

　　癌症基因治療方式五花八門，但最為人所熟知的就是**將「抑癌基因」植入體內，重新修復其機能的方法。**

💊 恢復煞車功能，讓癌細胞不再無限增生

　　抑癌基因能控制細胞增生。抑癌基因也如其名，能阻止癌化細胞無限增生。

　　複製錯誤、外在因素等導致抑癌基因的 DNA 序列產生變異，使其失去作用，這就像汽車沒了煞車，導致細胞不斷增生。

　　一般來說，異常細胞都擁有自行凋亡的設定（早已寫入 DNA 序列中），但抑癌基因毀損時，此一機能也就無法發揮作用。

　　若實際看過癌症患者的癌細胞，就會發現大部分都是抑癌基因有所毀損。

　　透過癌症基因治療，注入抑癌基因恢復其功能，就能阻止失控的癌細胞增生，也較容易促使異常細胞自行凋亡。

DNA 序列⋯DNA 鹼基的排列方式，比方說 GTCCATGCCGTAA⋯⋯等字元排列。

【癌症基因治療的主要過程】

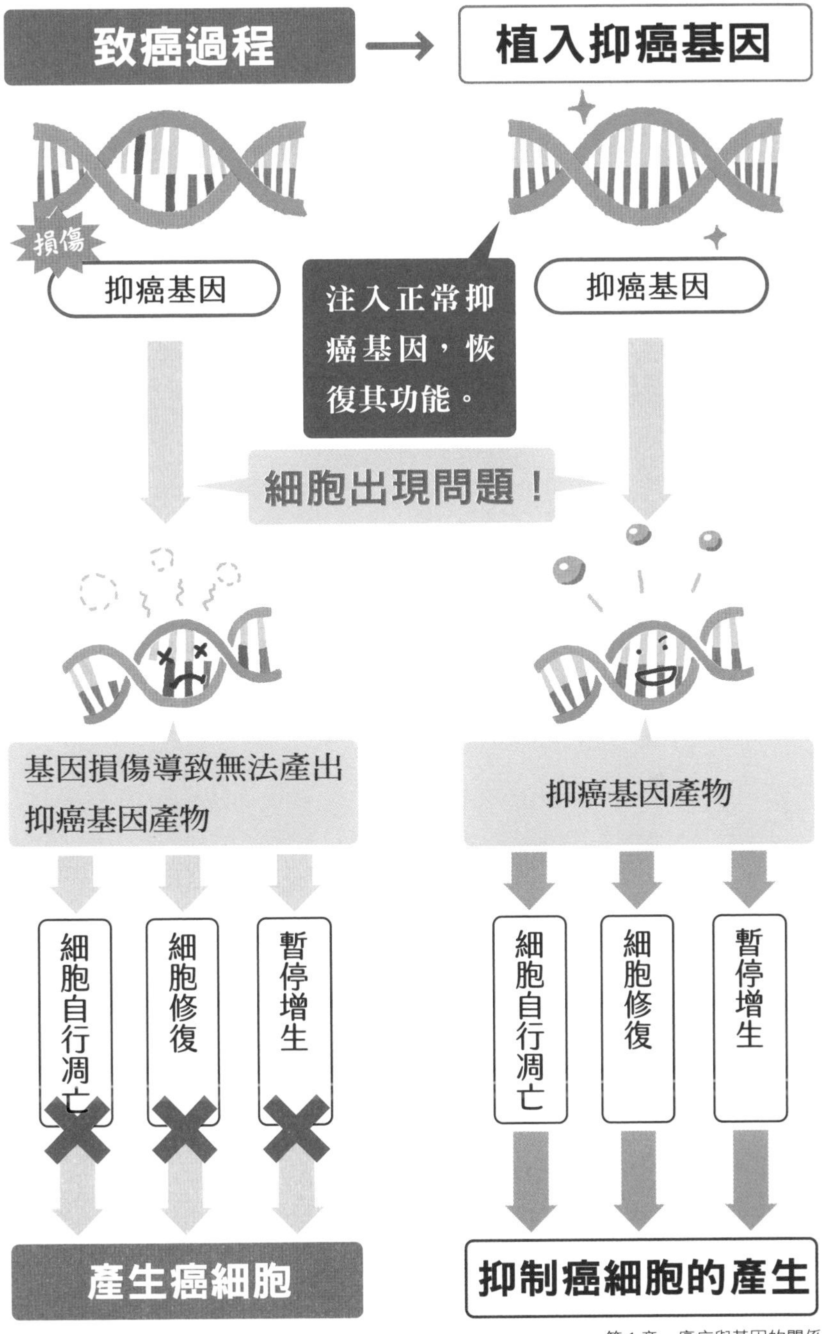

| 致癌過程 | → | 植入抑癌基因 |

損傷

抑癌基因

注入正常抑癌基因，恢復其功能。

抑癌基因

細胞出現問題！

基因損傷導致無法產出抑癌基因產物

抑癌基因產物

| 細胞自行凋亡 ✖ | 細胞修復 ✖ | 暫停增生 ✖ |

| 細胞自行凋亡 | 細胞修復 | 暫停增生 |

產生癌細胞

抑制癌細胞的產生

選擇療法的重要關鍵

　　癌症的嚴重與擴散程度，一般都稱之為「分期」。

　　隨著情況加重，治療方式就會陷入困境，甚至可能會出現無效的治療方式。會演變成如此棘手的狀況，就是「轉移」跟「浸潤」。

癌症分期大致可分為五個階段

　　癌症種類、位置、大小，就算是同一種癌症，但會視癌細胞性質等種種因素，決定其分期。

　　一般常用的就是 TNM 分期。根據下列三個因素，來決定是屬於 0 ～ 4 的哪個階段。

　　· 原發癌擴大到何種程度？

　　· 是否轉移至周邊淋巴結？

　　· 是否轉移至較遠的內臟器官？

　　有類似 0 期這樣僅限於一小片區塊，也有像 4 期那樣擴散範圍極大的狀況。

　　雖然無法一概而論，但 2 期以下的都可適用外科性治療、放射線治療等的局部療法。

TNM（分期）…T：腫瘤本身情況（Primary Tumor）、N：淋巴結轉移情況（Regional Lymph Nodes）、M：遠處轉移情況（Distant Metastasis）。

【癌症浸潤深度（大腸癌）】

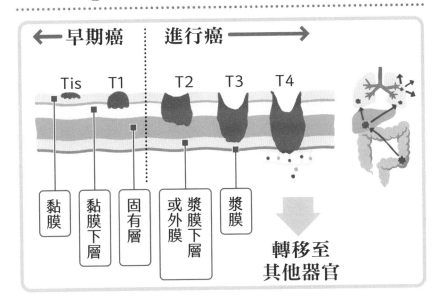

【癌症分期（大腸癌）】

0 期	癌細胞僅在黏膜內。
1 期	癌細胞僅在固有層內。
2 期	癌細胞浸潤至固有層外。
3 期	轉移至淋巴結。
4 期	血行轉移（肝轉移、肺轉移）或腹膜播種。

0～1期黏膜下層擴散程度較輕微的話，也可進行內視鏡手術。2期以下的話，就以外科性治療為主，術後再視情況進行藥物或放射線治療。

明顯轉移的 4 期，則進行藥物治療，視情況也可選擇放射線治療。

癌症的兩大棘手特質

　　持續增生的癌細胞若只集中在一處，只要開刀摘除即可。不過，癌症的兩大棘手特質，增加治療時的難度。

💊 危及性命的「浸潤」、「轉移」

　　所謂的「浸潤」是癌細胞在破壞正常細胞的同時，如同入侵人體般直接擴散。癌細胞與正常細胞變得難以分辨，讓醫生不知道該清除到何種程度。

　　最麻煩的狀況就是肉眼看不到的微小癌細胞散落在正常細胞內。即便開刀割除癌症患部，但只要這些散落各處的癌細胞擴大，就會再度復發。

　　而大家耳熟能詳的「轉移」，則是癌細胞像火種般散落四處。

　　出現轉移前發生在某器官的癌症，稱為「原發性癌症」。隨著原發性癌症的惡化，會擴散、入侵到血管、淋巴管。小癌細胞就順著血流或淋巴流轉移至全身。小癌細胞會在落腳處快速成長，變成超大腫瘤侵蝕內臟器官。若發現轉移的腫瘤，大多不會進行手術。即便發現轉移時能確認的腫瘤只有一處，但小癌細胞到處轉移的機率極高，只把找到的這個割掉，其實沒什麼太大的意義。

淋巴（淋巴液）…負責回收多餘水分或老舊廢物，跟血液一樣幾乎佈滿全身。淋巴管裡有淋巴球（免疫細胞）流動著。

【浸潤與轉移（以乳癌為例）】

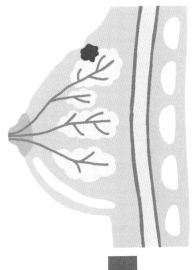

乳癌好發於乳腺。若僅止於乳腺，就稱為「非浸潤癌」、「乳管內癌」。若乳腺管破裂，癌細胞向外擴散，就稱為「浸潤癌」。

向外擴散的癌細胞有可能會滲入血管或淋巴管，移動到其他器官。

利用血管、淋巴管「轉移」

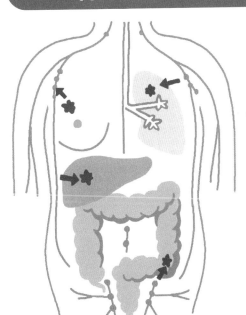

滲入血管、淋巴管後，癌細胞會隨著血液、淋巴流到其它器官，就是所謂的「轉移」。

從標準療法到先端治療，
癌症療法的選項

在此將介紹具體的癌症療法。

雖然過去都以手術為主，但隨著研究技術的日新月異，在某些情況下，化療藥物、放射線治療的效果，其實已經可以達到手術的效果。

此外，除了過去常見的治療方式外，近來也出現了所謂的「先端治療」，可供選擇的療法與日俱增。

全新療法紛紛出現，選項隨之增加

日本最具代表性的癌症療法為「外科療法（手術）」、「化學療法（化療藥物）」、「放射線療法」。這些是被稱為「三大療法」的「標準治療」，也是最常見的治療方式。

另一方面，**近年來相關研究蓬勃發展，效果值得期待的先端治療也陸續登場。基因治療也是其中之一。**

先端治療是新開發治療方式的統稱，類似的詞彙就是先進醫療。2004 年 12 月起，日本也將其納入健保給付的新治療項目。

全新的抗癌療法也紛紛出現。如「化療藥物與基因治療併用」、「結束放射線治療後，嘗試免疫療法」等各式各樣的療法組合，藉此找出更有效的治療途徑。

先進醫療…使用未納入健保給付的高度醫療技術所進行的治療法或醫療技術中，其效果、安全性已獲厚生勞動大臣（相當於台灣衛福部）認可的項目。截至 2018 年 7 月 1 日，共有 92 種。

【癌症治療的各種選項】

3 大療法

在日本醫院接受癌症治療時，幾乎離不開這三種療法。另外也有手術後進行化療或化療合併放射線治療等組合式療法。

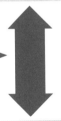

外科手術

化學療法
藥物療法

放射性療法

可使用 3 大療法搭配先端治療的治療方式

基因治療

質子、
重粒子
治療

免疫療法

溫熱療法

先端治療

3 大療法各有其特色

外科手術、化學療法、放射線療法這 3 大療法，不僅要根據檢查結果，還要依患者的年齡、體力、癌症種類、擴散程度等，找出最適合的治療方式。

一直以來都認為「癌症一定要開刀」，但隨著化療、放射線療法的進步，療效足以與手術匹敵的選項也與日俱增。

📁➕ 外科手術的優缺點

癌症一、二期的最優先選項，大多是外科手術，這可說是罹患早期癌症時，成效最好的治療方式。

優點是可以一口氣將癌組織清乾淨。若沒有轉移的話，只要將原發位置的癌細胞（一開始出現癌細胞的地方）切除就大功告成了。將癌細胞清得一乾二淨，就能大大提升根治的可能。

缺點是要將罹癌器官一併切除，手術後傷口恢復時間漫長，有時候連已切除器官的相關機能也會一併消失。

依病症不同，現在已經可以選擇將手術疤痕縮到最小的內視鏡手術。但倘若癌細胞已經出現轉移，就無法單靠手術根治。

只不過，就算不期望完全緩解（所有癌細胞通通消失，又沒有出現新的癌細胞的狀態），但當癌細胞阻礙到器官運作時，還是得開刀切除。這就是所謂的姑息（緩解）性切除手術。

內視鏡手術…利用小型攝影機、器具，從只有數釐米的小洞裡將內視鏡插入體內的手術方式。

📁 藥物療法（化學療法）的優缺點

將藥劑注入體內，藉此抑制癌細胞的增生，或是進行攻擊破壞，來加以治療的方式，就稱為藥物療法。這類的藥物療法若使用到化學藥劑的話，就稱為**化學療法**。

除了常見的化療藥物外，還包括使用藥物來抑制促進癌細胞增生的荷爾蒙之**荷爾蒙療法**、以分子為單位找出癌細胞特徵，進行集中式攻擊的**分子標靶藥物**。

相較於只針對特定部分進行治療的外科手術或放射線療法，藥物療法的特色是可以透過血液輸送藥劑，全身上下都可成為治療對象。

癌細胞出現轉移或是出現轉移的可能性時，就會選擇此一療法。

【 最常被當成癌症治療選項的藥物療法 】

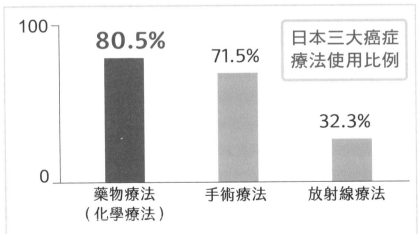

資料來源：厚生勞動省委託事業平成 22（2010）年癌症對策評價分析事業
受訪對象為 337 間癌症診療合作據點醫院之患者或家人總計 2273 件

◎編註：台灣依癌症別治療方式不同，但以手術最多。

此外，也可扮演協助將過大的腫瘤縮小到可進行手術程度的角色。

根治可能性偏低、若出現耐藥性，就會增加下次治療的難度。由於進行全身治療，因此是否無法進行局部性集中治療，要很長一段時間才會看到效果等，都是藥物療法的缺點。

而大家熟知的化療副作用，也是因為這些藥物不只以癌細胞為目標，甚至會攻擊正常細胞。

放射線療法的優缺點

這是一種癌細胞受到放射線照射後，基因就會遭到破壞，增生能力遭到瓦解，進而促進其自行凋亡的局部療法。除了體外照射外，也已經研發出可直接將放射線物質放置於體內病灶的治療方式。

不但能單獨進行，還能合併化療，或是用來協助降低手術後的復發機率。

只有受放射線照射的部位才會出現療效，只要正確照射患部，就能保留其器官，確保治療後的 QOL（生活品質）。換句話說，放射線治療的最大優點，就是對身體的負擔較小。

缺點則是若癌細胞以外的細胞受到放射線照射的話，就會出現局部發炎等副作用。此外，人體所能承受的放射線量也有其限度。

若超標的話，甚至會引起二次癌症等嚴重副作用。反言之，若不想引起嚴重副作用的話，就無法重複進行多次放射線療法。

QOL…Quality Of Life 的縮寫，包含肉體、精神、社會、經濟層面等等的生活品質。

【將 3 大療法的優缺點加以統整後】

手術療法

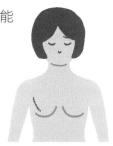

優點	· 切除病灶後，根治的可能性極高。
缺點	· 恢復時間長。 · 會失去其器官功能。

藥物療法

優點	· 適用於無法進行手術的部位、全身癌。 · 可降低手術後復發機率。
缺點	· 根治可能性較低。 · 會出現耐藥性。 · 得花較長時間才能看到療效。 · 若使用化療藥物，擔心會出現副作用。

放射線療法

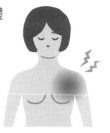

優點	· 因為是局部治療，對身體的負擔較小。
缺點	· 有可能會引起局部的副作用。 · 無法多次重複治療。

二次癌症（P48）… 放射線、化療藥物也會對正常細胞造成不良影響。療程結束後，並非原本的癌症復發，而是出現完全不同類別的癌症。

非標準療法的
先端治療之效用

　　歷史悠久又有實證（醫學根據、臨床結果），擁有大量舊時資料的三大標準療法，就癌症治療來說，是最常見的選項。

　　但這並不表示標準治療以外的療法就完全無效。在海外也有積極推廣先端治療，藉此降低罹癌死亡率的國家。

📁 3 大療法為什麼會被稱為標準治療？

　　聽到癌症的標準治療，可能有人會認為是「最為平均且普遍的治療」。但其實其真正涵義是**「根據醫學相關證明，在治療癌症時最被推崇的方式」**。

　　事實上，確診罹癌後，從標準治療的手術、藥物療法（化學療法）、放射線療法中，擇一來進行治療，是極為普遍的作法。接受治療的一方，也將罹癌後，接受標準治療視為理所當然。因可使用健保給付，就會對它產生一種「這種療法是受到國家認同」的信任感。

　　相反地，這也代表從一開始就選擇先端治療、替代療法等標準治療以外的人相當罕見。

　　最具代表性的理由如下：

　　• 健保給付的醫院，幾乎沒有醫生會建議進行先端治療。

替代療法…取代標準治療（健保給付）的治療方式。包括飲食療法、保健或健康食
　　　　品、中藥、針灸等，可協助治療但缺乏實證結果。

- 再說患者根本就不知道標準治療以外的癌症治療方式。
- 因政府不承認混合診療，標準治療搭配先端治療或替代療法的話，標準治療就也得自費。

為了讓每個人都有接受公平醫療的機會，目前的日本法律規定「**若同時接受健保給付與非健保給付治療的話，一切費用都必須自費**」。雖然隸屬先端治療的「先進醫療」可納入健保給付，但還是會造成很大的經濟負擔。

📁 標準治療並非萬能

標準治療以外的療法，因缺乏實證故無法納入健保給付，讓很多人認為這些都是未來才得以實踐的醫療技術。

不過，即便非標準治療，也有許多因具有實際療效而獲得國家認可的治療方式。

【 獲得厚生勞動省認可，可納入健保給付的先進醫療實例 】

◎ 質子治療（適用多種癌症）
◎ 重粒子治療（適用多種癌症）
◎ 使用樹突狀細胞與腫瘤抗原合成胜肽的癌症疫苗療法（適用多種癌症）
◎ 12 種腫瘤抗原合成胜肽癌症疫苗療法（荷爾蒙抵抗性攝護腺癌，HRPC）
◎ 愛寧達（Pemetrexed）與順鉑（Cisplatin）合併療法（非小細胞肺癌）　◎編註：在台灣為標準醫療。
◎ γδT 細胞免疫療法（非小細胞肺癌）
◎ NKT 細胞免疫療法（適用多種類癌）

雖然也有比較沒有醫學根據的療法，**但若一味否認先端治療或替代療法的話，選擇就變得很有限了。**

　　雖然標準療法的確是有其實際成效的優秀治療法，但絕非萬能。因此，雖然同為癌症，但每個人的狀況不盡相同。以肺癌為例，每個患者都一樣的話，照理來說應該只需要一種治療方式不就好了嗎？

　　若能靠標準療法來提高效果，當然是最好不過的了。但若僅仰賴標準療法卻毫無成效時，就只剩下安寧治療這條路了。

　　也是有那種明明還能自由來去行動自如，但靠標準療法未見任何成效，直接被醫院宣告「我們已經盡力」，因此不知道該如何是好的「癌症難民」。

　　對這些人來說，說不定只要**拓展治療的視野，就能找出一條活路。**A 療法未見成效的話，可以改用 B。若 B 療法的效果逐漸減弱的話，則可採取 C、D 療法併用的方式。只要多幾個選項，就能大幅提升接觸到最佳療法的可能性。

📁 並非否定標準療法，而是要善加利用

　　放眼世界，也有積極導入手術、化療以外治療方式的國家。其代表就是美國。

　　下頁可以看到美國罹癌死亡人數的趨勢變化。可以看出最高峰為 1990 年，之後便逐年下降。

　　之所以出現此一現象有兩大重要因素。第一是以國家之力來推動飲食習慣改善計畫。第二則是從新檢討一直以來單靠手術、化療的癌症治療方式。

安寧治療…為緩解因癌症所造成的肉體、精神層面及治療過程中的不舒服，改善生活品質。

為了取代傳統治療方式，美國積極推動的就是替代療法。最受歡迎的包括飲食療法、運動療法、營養補充品、草藥療法等，都是在日本屬於非主流的治療方式。

雖然替代療法的效果尚未完全獲得證實，但卻成功讓各界重新檢視生活習慣與以往的傳統治療方式。

相較於美國，日本 1990 年時的罹癌死亡人數約 21 萬人，之後更是逐年攀升。2016 年時來到約 37 萬人，增加超過 7 成。16 年後也未見下降。

今後日本的罹癌死亡人數，應該也是有增無減。本書並非是要全盤否認標準療法的效果，只是認為若就今後的癌症治療來說，將擁有實績的 3 大療法與基因治療等先端治療加以結合後，從中找出最佳療法，是有其必要性的。

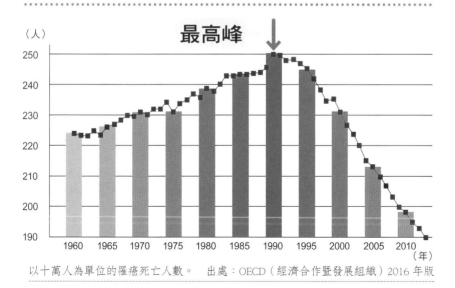

【逐年遞減的美國罹癌死亡人數】

以十萬人為單位的罹癌死亡人數。　出處：OECD（經濟合作暨發展組織）2016 年版

運動療法… 因適度運動可紓緩壓力、活化新陳代謝、提高免疫力，藉此提升 QOL（生活品質）。

看似突然增加的癌細胞，其實有其規律

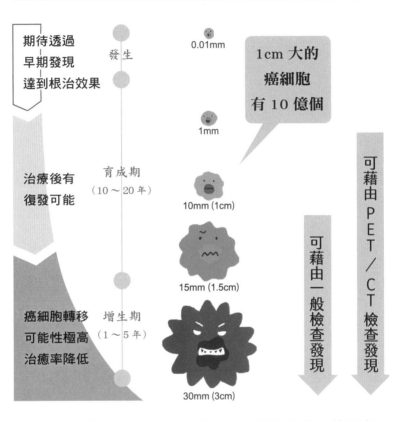

期待透過
早期發現
達到根治效果

治療後有
復發可能

癌細胞轉移
可能性極高
治癒率降低

發生

育成期
（10～20年）

增生期
（1～5年）

0.01mm

1mm

10mm (1cm)

15mm (1.5cm)

30mm (3cm)

1cm 大的
癌細胞
有 10 億個

可藉由一般檢查發現

可藉由 PET／CT 檢查發現

癌細胞以「一分為二、二分為四」的倍數增生。據説癌細胞要大到透過檢查發現的話，必須花個 10～20 年。但從 1cm 長到 2cm，只需要 1～2 年。雖然癌細胞看起來像以指數函數的方式快速增加，但其實其增長速度有其規律，並非短短一、兩個禮拜就變成好幾倍。因此，知道罹癌後也別過度恐慌，以謹慎態度與主治醫生討論後續治療法。

第 **2** 章

基因治療的基礎知識

除了癌症之外，也期盼能在各種重大疾病上，發揮其效果的基因治療，究竟是什麼樣的治療法呢？

本章將針對基因治療的基本常識與目前的世界動向進行解說。

期待也可治療不治之症的「夢幻先端治療」

　　隨著人類基因組計畫等生物科技工學的發展，目前醫界已開始掌握因基因問題所引發的種種疾病，過去根本找不出病因的不治之症都能加以治療的劃時代治療法「基因治療」，也開始受到矚目。

　　基因治療是以疾病治療、預防為目的，將基因或植有基因的細胞導入患者體內的治療方式。

恢復人類原有基因的治療方式

　　應該有不少人都認為基因治療是「透過基因操控，即便可暫時控制病情，但不知道未來會有什麼影響」，因此抱持著跟面對「基因改造食品」時，同樣不安的態度。

　　因與基因有關，免不了出現「這是在挑戰上天」的反對聲浪。不過，基本上，**基因治療只不過是藉由人類原有基因的植入，找回身體原有功能的治療方式。**

　　大多數疾病都是因與生俱來的基因無法正常運作，或是因某些原因傷害到基因，導致其出現變異所引起的（請參考 60 頁）。

　　基因因變異無法正常運作或因此傷害身體導致疾病時，利用外來基因取而代之，抑制有害基因，並藉此治療疾病，就是所謂的基因治療。

人類基因組計畫⋯將人類染色體遺傳情報（DNA 序列）全部加以解讀後，就能釐清包含哪些遺傳情報的國際計畫。從 1990 年左右開始，2003 年正式解讀完畢。

除此之外，也包含非基因所導致，仍可透過導入基因加以治療的疾病。

近年來，治療引發疾病的基因、置換成他種基因的「基因編輯技術」治療也掀起話題。不過，現階段的基因治療，基本上還是以「讓產生變異的基因維持原狀的情況下，追加想導入的基因」之方式。

來自外部的基因進入細胞後，就此發揮其作用。

聽到上述形容，大家可能會認為基因會在我們的身體裡做出一些動作。但所謂的基因，講白一點只不過是某種特定「情報」，不會直接對人體造成任何影響。要經過從 DNA 合成為 RNA 的「轉寫」到合成蛋白質的「轉譯」這段過程，才能發揮其作用。換句話說，**發揮作用的其實是蛋白質**。

【轉錄與轉譯】

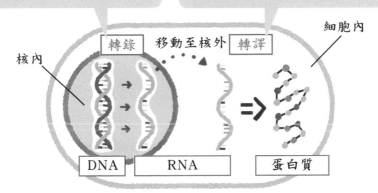

從 DNA 變成 RNA，複製鹼基序列。

3 個 RNA 鹼基序列（密碼子，codon）可決定一個胺基酸，像一顆顆佛珠串連起來的胺基酸，就會形成蛋白質。

核內　　轉錄　　移動至核外　　轉譯　　細胞內

DNA　　RNA　　蛋白質

RNA… 可暫時複製核內 DNA 所需之基因，並將其攜出核外，藉此製造蛋白質，是一種類似 DNA 的物質。

因此，基因治療也可以說是種「利用外部導入的基因，來控制體內因基因出問題而無法製造的蛋白質」的治療方式。

📁 進入實際運用階段的「夢幻治療法」

基因治療剛出現時，被認為是能治療傳統治療方式無法治癒的罕見疾病、重大疾病的全新治療方式，故被稱為「夢幻治療法」。

舉例來說，若罹患一種無法自行製造生存所需必要酵素（蛋白質的一種）之疾病時，可能會進行一種從外部注入所需酵素的補充療法，因無法在體內自行製造，一輩子都得從外部補充。或許有人就會因此放棄會對身體及財力造成極大負擔的對症療法。就這層意義來看，基因治療是相當受到期待。

1990 年完成世界首次的基因治療後，歐美等國也出現過幾個成功案例。卻因為接受基因治療致死的案例以及引起其他疾病的副作用，曾停滯了一段時間。

不過，在導入基因所用載體獲得改善後，安全性也隨之提升。**2007 ～ 2008 年間成功案例接二連三，這幾年歐美各國更是每年都有全新許可藥物上市，因此重新取得了社會信任，再次成為眾所期盼的治療方式。**

日本也在 1995 年進行了首次的基因治療，2018 年 1 月為取得基因治療藥物許可，向主管機關「厚生勞動省」提出申請。只要取得許可，就會成為日本國內首例。

從一開始的大學實驗研究，到企業願意出錢投資進行藥物研發。「夢幻治療法」總算進入了實際運用階段。

載體…「負責運載基因的工具」。包含病毒載體、質體載體等（請參考 72 頁）。

【 日本國內首次取得許可的
基因治療藥物 】

專門治療末梢血管疾病的
肝細胞生長因子（HGF）
基因治療藥物

將能產生 HGF 的基因
注入因阻塞導致血液
無法流通的血管

促進 HGF 蛋白質之
合成，藉此製造出
新血管

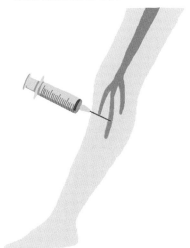

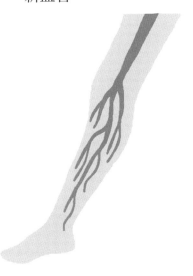

因糖尿病等疾病引發末梢動脈硬化，造成血管阻塞，導致血液無法
流通、細胞壞死，最後有可能不得不截肢。
一般來說，都會採用放入氣球導管藉此暢通動脈血管的外科處置。
不過，並非每位病人都能進行外科手術，因此這款只要打針就可以
進行治療的基因治療藥物備受期待。

可廣泛運用在各式疾病上

　　或許有人認為基因治療只適用於基因異常所引發的遺傳疾病。

　　一開始的基因治療的確是這樣沒錯，但現在已經可以廣泛運用在各式疾病上了。

幾乎所有疾病都可成為基因治療的對象

　　所有疾病都跟遺傳與環境因素有關。遺傳因素是可能會導致先天性疾病的風險因素（體質），環境因素指的是飲食、運動、有害物質、壓力等生活習慣所造成的影響。

【 大部分的疾病都會受到「環境」與「遺傳」的影響 】

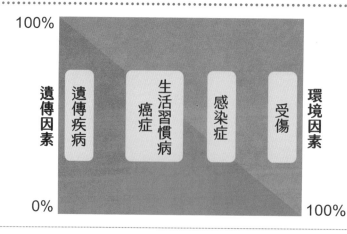

遺傳疾病…也可稱為遺傳性疾病，種類五花八門。所謂的基因變異，除了父母傳給小孩之外，也有因基因突變導致染色體異常所引發的疾病。

因大多數疾病都會受到遺傳因素的影響，故基因治療也以各種疾病的治療為目標，持續進行各式不同範疇的臨床研究。

📁➕ 期待也能運用到一般常見疾病上

目前全世界正在進行基因治療的疾病對象，依序為「癌症」、「單一基因遺傳疾病」、「感染症」、「心血管疾病」……（請參考 63 頁圖表）。其中，位居首位的還是癌症。

日本承認的臨床試驗中，癌症就佔了超過六成。因患者人數龐大，過去也大大影響到國家的相關規劃與方針。

【 遺傳因素與環境因素實例 】

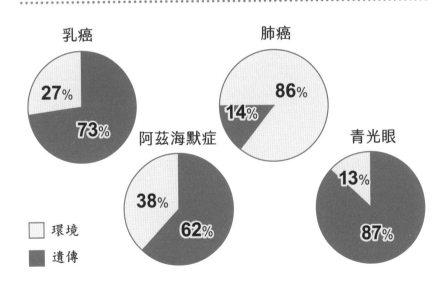

乳癌　27%　73%

肺癌　86%　14%

阿茲海默症　38%　62%

青光眼　13%　87%

☐ 環境
■ 遺傳

單一基因遺傳疾病… 因某一個基因異常所引發的疾病總稱。苯酮尿症、楓糖尿症、高胱胺酸尿症、先天性甲狀腺低功能症等。

臨床試驗若要取得國家認可，其內容就必須遵從國家制訂的規範。

　　日本的相關規範，根據的是文部科學省與厚生勞動省所制訂的『基因治療臨床研究方針』（2014 年 11 月 25 日修訂）。

　　本方針裡提及適用基因治療之對象疾病，包括「嚴重的先天性疾病、癌症、後天性免疫缺乏症候群等威脅到生命或對身體功能造成顯著影響的疾病」。

　　不過，根據國外諸多「基因治療被廣泛運用於各領域」的實際案例，本方針也於 2015 年重新修訂。

　　新版本標題也改為『基因治療等臨床研究方針』，在基因治療後面加上「等」字。此一字面修改是為了強調**基因治療不僅限於「治療」，還能運用在「預防」上的方針**。藉此也展現出日本對基因治療之預防效果的高度期待。

　　內容方面也刪除了「嚴重的先天性疾病、癌症、後天性免疫缺乏症候群等，威脅到生命或對身體功能造成顯著影響的疾病」等字句，這表示日本政府正式認可除了上述以外的疾病也能進行相關臨床研究。

　　前面有提到，臨床研究大多都與癌症有關。但除了癌症之外，免疫缺乏症候群、帕金森氏症、慢性心臟衰竭等重大疾病，也成為臨床研究對象。（摘錄自 2016 年 10 月國立醫藥品食品衛生研究所基因醫藥部『臨床研究一覽表』。）

　　不過，因適用對象疾病有所改變，可以預期到今後適用一般常見疾病的臨床研究應該也會隨之增加。

帕金森氏症…腦中「多巴胺」不足，造成身體動作等出現問題的疾病。日本約有 **15 萬名患者**。（◎編註：在台灣約有 10 萬人。）

【基因治療適用疾病比例】

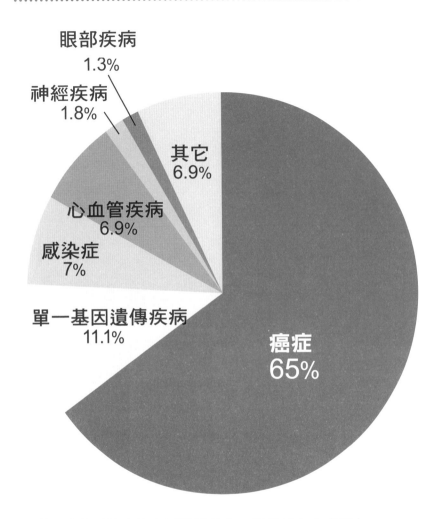

眼部疾病
1.3%

神經疾病
1.8%

其它
6.9%

心血管疾病
6.9%

感染症
7%

單一基因遺傳疾病
11.1%

癌症
65%

全世界的基因治療臨床試驗對象中，癌症就占六成以上。
除癌症外，單一基因遺傳疾病、感染症與心血管疾病的比例，
都跟日本有所不同。

出處：The Journal of Gene Medicine. © 2017 John Wiley and Sons Ltd

再次受到矚目的基因治療

基因治療的概念，據說在基因工學確立的 1970 年前後就已經出現。

歷經各式各樣的研究開發與臨床研究，2012 年起基因治療製品的相關研發蓬勃發展。**目前，在歐美等國，取得許可藥物也陸續誕生。**

📁 一切的開端都始於先天性遺傳疾病治療

全世界首例基因治療，是 1990 年在美國進行的。

其對象為因腺苷脫氨酶（ADA）缺乏症基因突變所引發的先天性免疫不全症候群。過去的治療方式僅限於某些病症才能進行的造血幹細胞移植，或是價格昂貴的腺苷脫氨酶定期補充療法。

美國所進行的基因治療，是將從罹患 ADA 缺乏症的 4 歲女童體內取出的 T 細胞，以 ADA 基因導入再放回體內的方式。雖然需搭配補充療法進行，但因出現一定療效而成為獲得認可的首宗病例。

1995 年，日本北海道大學醫學部也以 ADA 缺乏症的 4 歲男童為對象，進行過相同的基因治療。經歷 1 年半 11 次的治療後，男童恢復狀況良好，甚至可以正常上小學。到小學五年級時，身

造血幹細胞移植…造血幹細胞是可以製造所有血球（血液成分）的細胞，一般都存在「骨髓」當中。從與患者血球型一致的捐贈者身上取出後進行移植。

體發育狀況也與一般小五男童無異，遂結束基因治療，那之後基因治療也維持一定的效果。

原以為今後發展會一帆風順的基因治療，1999 年時在美國出現了致死案例。其原因在於導入大量負責運送基因的「載體」，因而引發免疫反應過剩。

除此之外，法國於 2002 年進行 X 連鎖嚴重複合型免疫缺乏症的基因治療時，證實會引發白血病。因為這一連串的不幸事故與副作用，造成基因治療的發展停滯不前。研究學者便將心力投注在研發出更加安全有效的載體。其結果，在美國使用慢病毒載體（請參考80頁）的腎上腺腦白質失養症基因治療，以及 2 年後，使用腺相關病毒載體（請參考 81 頁）的 B 型血友病基因治療，都獲得了一定成果。

2000 年開始，亞洲各國、俄羅斯都出現獲得政府許可的藥物。2012 年歐洲也出現首例許可藥。自此以後，世界各國都陸續出現許可藥物。

【基因治療大事記】

1985 年	美國國立衛生研究所（NIH）設立基因相關委員會並制訂相關方針。
1990 年	美國為罹患 ADA 缺乏症的 4 歲女童進行全世界首例基因治療。
1995 年	北海道大學為罹患 ADA 缺乏症的 4 歲男童進行基因治療。
1999 年	美國出現因植入大量腺病毒載體致死的案例。
2000 年	法國出現首次基因治療成功案例（X-SCID）
2002 年	法國出現因 X-SCID 基因治療相關副作用引發白血病之案例。
2011 年	英、美兩國都證實了基因治療可有效治療 B 型血友病。
2012 年	歐洲出現首件獲得許可的基因治療產品（腺相關病毒）。

——自此以後，相關許可藥物接二連三出現。

T 細胞…血液裡免疫細胞的一種。

持續精進的 癌症基因治療研究

📁 日本國內的臨床實績持續增加中

　　如前所述，全世界以「癌症」為對象的基因治療超過一半。日本國內也公布了 35 種癌症的臨床試驗報告。其中有幾種是已經確認成效，並且進入臨床試驗（為取得國家認可成為正式藥物的試驗）階段的療法。

　　因此，基因治療廣泛使用在各種癌症上的那天指日可待。

【 基因治療大事記 】

年度	實驗單位 （醫院・企業名稱）	適用對象	導入基因	狀況 （實驗病例數）
1998	東京大學醫科學研究所附屬醫院	腎臟細胞癌	GM-CSF	終了（4）
	岡山大學醫院／RPR ジェンセル	非小細胞肺癌	正常型 p53	終了（9）
2000〜2007	東京醫科大學醫院、東北大學醫學部附屬醫院、東京慈惠會醫科大學附屬醫院	非小細胞肺癌	正常型 p53	終了（3）、終了（2）、終了（1）
	名古屋大學醫學部附屬醫院	惡性多型性膠質母細胞瘤	干擾素 β	終了（5）
	千葉大學醫學部附屬醫院／RPR ジェンセル	食道癌	正常型 p53	終了（10）－臨床實驗
	岡山大學醫院、神戶大學醫學部附屬醫院、北里大學醫院	攝護腺癌	HSV-tk	終了（9）、終了（6）、終了（5）

年度	實驗單位 （醫院・企業名稱）	適用對象	導入基因	狀況 （實驗病例數）
2000 ～ 2007	癌症研究會附屬醫院／ 同癌症化學療法中心	乳癌	多重抗藥性基因 MDR1	終了（3）
	筑波大學附屬醫院、 Takara Bio	白血病	HSV-tk	終了（5）、 執行中（9） －臨床實驗
	信州大學醫學部附屬醫院	惡性黑色素瘤	干擾素 β	終了（5）
2008	岡山大學醫院	攝護腺癌	IL-12	進行中（標準 21、最多36）
2009	國立癌症中心中央醫院	造血組織惡性腫 瘤	HSV-tk	進行中（標準 １０、最少5）
	三重大學醫學部附屬醫院	食道癌	MAGE-A4 抗原特異性 T細胞受體	終了（10）
	京都府立醫科大學附屬醫院	腎細胞癌	干擾素 β	進行中（5）
2011	岡山大學醫院	攝護腺癌	癌症抑制因子 REIC/Dkk-3	進行中（標準 24、最多36）
2012	東京大學醫學部附屬醫院	攝護腺癌	β - 半乳糖苷酶 （LacZ）	進行中
2013	千葉大學醫學部附屬醫院	惡性間皮細胞瘤	NK4	進行中（9）
2014	自治醫科大學	難治性B細胞性 惡性淋巴瘤	CAR	進行中（9）
	岡山大學醫院	惡性間皮細胞瘤	癌症抑制因子 REIC/Dkk-3	進行中（12）
2015	三重大學醫學部附屬醫院等 4機構	固態腫瘤	NY-ESO-1 抗原特異性 TCR、siTCR	進行中（12）
	NOVARTIS	DLBCL、ALL	CAR	進行中 Phase II -臨床實驗
	Astellas AMGEM BioPharma	惡性黑色素瘤	GM-CSF	準備中 Phase I -臨床實驗
	杏林製藥 （2014 岡山大學醫院）	惡性間皮細胞瘤	癌症抑制因子 REIC/Dkk-3	進行中 Phase I / II -臨床實驗

根據國立醫藥食品衛生研究所相關數據彙整製表

出處：http://www.nihs.go.jp/mtgt/section-1/prtcl/prtcl-jn.html

也適用於癌症以外的
重大疾病治療

　　除單一基因遺傳疾病、癌症外，能適用於患者人數眾多的一般疾病之相關研究也持續進行中。

　　世界各國都在進行相關研究，期待有顯著成效的成功案例能早日實用化。

實例：帕金森氏症治療

　　雙手不停顫抖、行走困難，演變到最後只能終日臥床的進行性運動障礙就是帕金森氏症。

　　會出現運動障礙，是因為腦中負責傳達資訊的一種神經傳導物質「多巴胺」有所不足。隨著帕金森氏症的惡化，中腦黑質中的多巴胺神經元出現變性甚至脫落，就無法將資訊傳至下一個神經細胞，因而導致各種症狀出現。

　　最基本的治療方式，就是**補充不足的多巴胺，或是服用可預防多巴胺分解的藥物等藥物療法**。不過，若藥物無法發揮預期效果的話，也可以進行電極埋入腦中，藉由電波刺激來控制不自主運動的外科處置。

　　除了過往的治療方式外，目前也正在進行基因治療的臨床研究。法、英兩國將慢病毒載體的「ProSavin」這款全新基因治療藥物注入腦中的實驗，15 位帕金森氏症患者，分成低、中、高

不自主運動…與自己的意識無關，身體擅自動作的症狀。

劑量 3 組，進行 12 個月的觀察。每一組都安全無虞，所有患者的運動症狀也都獲得改善。（出處為 Lancet 雜誌 2014 年 1 月 9 日號）

　　日本自治醫科大學也正在進行使用腺相關病毒載體的基因治療研究。將會產生多巴胺的基因，導入腦中名為紋狀體的神經細胞裡。植入後 6 個月，運動症狀的分數有 46% 獲得改善。五年後進行追蹤調查時，也在治療藥物注入部位附近發現了蛋白質。

【 期待能早日面市的基因治療適用對象 】

	疾病名稱	目前進展（本書出版時）
1	B 型血友病	Phase Ⅰ／Ⅱ
2	X-SCID	Phase Ⅰ／Ⅱ
3	帕金森氏症	Phase Ⅰ
4	老年性黃斑部病變	Phase Ⅰ
5	腎上腺腦白質失養症	Phase Ⅱ／Ⅲ
6	海洋性貧血	Phase Ⅱ／Ⅲ

部分節錄自 January 6.2012 From：the American Society of Gene & Cell Therapy and all the Society's past Presidents To: NIH Director, Francis S Collins " " Target 10 " group of disease and disorders

紋狀體…位於腦部中心的大腦基底核之一，是神經細胞聚集地。多巴胺在此扮演與大腦各部分連絡的角色，也負責調節身體的動作等。

世界各國取得認可的 基因治療藥物種類

💊 治療藥物在全世界都已進入實用階段， 期待程度日漸高漲

世界各國都在進行基因治療研究，這幾年來陸續出現取得國家許可的基因治療藥物。到目前為止，已經有 11 種取得許可的藥物。

用於惡性黑色素瘤治療的「Imlygic」、急性淋巴性白血病的「Kymriah」、彌漫性大 B 細胞淋巴瘤的「Yescarta」等藥物，即便是在日本也正在進行臨床實驗。

「Kymriah」跟「Yescarta」是從體外將嵌合抗原受體的基因注入患者的 T 細胞（免疫細胞的一種），待細胞增生後再重新放回體內。可專門針對癌症細胞進行強而有力的攻擊。這些又被稱為「CAR-T 基因治療」或「CAR-T 細胞治療」，尤其是針對血液相關癌症，效果最為顯著。盼能以一次治療便達成長期效果。

與此同時，過不久日本就會出現首例取得許可的基因治療藥，而對此藥物的物期待更是日益高漲（請參考 59 頁：HGF 基因治療藥物）。

惡性黑色素瘤···皮膚癌的一種，也被稱為黑色素瘤（Melanoma）。是黑色素細胞（影響人類膚色的細胞）惡化生成的腫瘤。

嵌合抗原受體（CAR：Chimeric Antigen Receptor）···可辨識癌細胞表面分子的人工蛋白質。

【 全世界已取得國家許可的
基因治療藥物一覽表 】

藥品名稱 （INN國際統稱）	認可國	認可年份	適用對象	導入基因
Gendicine	中國	2002	頭頸部鱗狀細胞癌 （HNSCC）	野生型P53基因
Oncorind （H101）	中國	2006	鼻咽頭癌	無
RexinG	菲律賓	2006	抗拒標準化療的固形癌	變異型細胞周期 G1
Neovasculgen	俄羅斯	2011	包含急性肢體缺血在內的 末梢動脈疾病	血管內皮細胞生長 因子（VEGF）
	烏克蘭	2013		
Glybera （alipogene Tiparvovec）	歐洲	2012	脂蛋白脂肪酶缺乏症	脂蛋白脂肪脢 （LPL）
Imlygic （Talimogene Laherparepvec）	美國	2015	惡性黑色素瘤	顆粒球巨噬細胞株 刺激因子 （GM-CSF）
	歐洲	2015		
Strimvelis	歐洲	2016	ADA-SCID （腺苷脫氨酶缺乏症所引發的嚴 重複合型免疫缺乏症）	ADA
Zalmoxis	歐洲	2016 有條件下 取得許可	高風險造血器官惡性腫瘤（預防 單倍群一致造血幹細胞移植時的 T細胞注入引發的GVHD重症）	單純皰疹病毒1型由 來 胸 苷 激 酶（HVS- TK Mut-2）／缺 損 型低親合力神經生長 因子受體（LNGFR）
Kymriah （tisagenlecleucel）	美國	2017	急性淋巴球性白血病（ALL） （幼兒、年輕人）	CD19嵌合抗原受體 （CAR）
Yescarta （axicabtagene Ciloleucel）	美國	2017	彌漫性大型B細胞淋巴瘤 （DLBCL）	CD19嵌合抗原受體 （CAR）
Luxturna （voretigene Neparvovec-rzyl）	美國	2017	萊伯氏先天性黑蒙症	RPE65

根據國立醫藥食品衛生研究所相關數據彙整製表

出處：hppt://www.nihs.go.jp/mtgt/section-1/gene-therapy-drug-20160914.pdf

如何將治療用的基因導入體內？

　　將基因導入體內的方式，大致可分為兩種。一種是直接將基因植入體內。另一種則是先將患者本身的細胞取出，植入基因後再放回體內。要採取何種方式，就依其治療目的而定。

📁➕ 直接導入「in vivo」

　　將欲導入的基因，直接或利用載體，植入患者體內，就稱為「in vivo」。簡單來說，就是利用打針、點滴等方式，**將基因治療藥物直接注入患者體內的方式。**

　　因此，in vivo 需要將正常基因運送至體內正確細胞的輸送工具。因為如果只是將正常基因利用口服或打入血液的話，基因是無法抵達目標細胞位置的。

　　即便打在目標細胞附近，也會因為無法穿過細胞膜，而無法達到治療目的。

　　唯有將基因植入目標細胞，才能發揮治療效果。

　　因此，就需要扮演「快遞」角色，將基因運送到細胞內的載體。

　　目前最被廣泛使用的載體就是病毒載體。病毒可用於細胞感染途徑上，藉此導入正常基因。

細胞膜⋯位於細胞外側的薄膜，具有可阻止物質任意穿過等功能。

【載體運作程序】

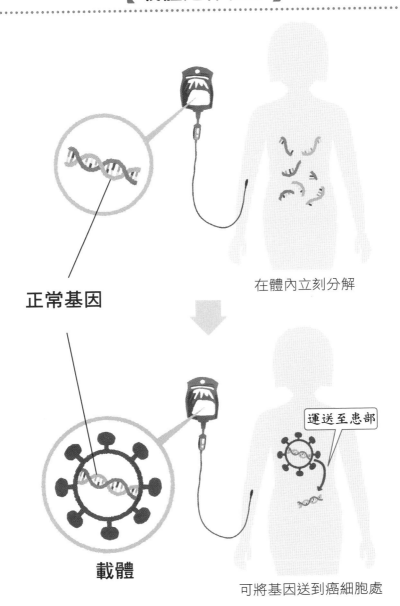

正常基因

載體

在體內立刻分解

運送至患部

可將基因送到癌細胞處

一般對病毒的認識都是會引起感冒、麻疹、水痘等讓人痛苦不堪的疾病。

雖然大家對它都沒什麼好印象，但其結構單純，較容易承載基因，直接命中目標細胞的準確度極高。因此，經常被拿來當成載體。

有幾種常被當成載體使用的病毒，但因曾引起重大事件或嚴重副作用，後來就改用風險較低的病毒。

原本缺乏病原性，不過目前也努力持續改良，提高其安全性。

此外，近年也研發出各種非病毒載體（核糖體、質體等→請參考 82 頁），選項也隨之增加。

✚ 使用 in vivo 的投藥方式

直接投藥的方式也分成好幾種（請參考下頁圖表）。

可使用點滴、注射等侵入性較低（較不傷身）的方式進行治療，是基因治療最大的優點。若因身體狀況不好，無法開刀手術的話，「改成注射，問題就迎刃而解」的病例也不少。

只不過，就治療效果來看，**比起從距離患部較遠處投入治療藥物的點滴，大多數人都認為，直接將藥物注入患部的方法效果會更好。**

近年也研發出吸入、藥布等侵入性更低，對患者負擔更小的方法。

侵入性…可能會打破人體內部環境慣性的刺激，對身體造成傷害。

【各種投藥方式的特徵】

....

點滴

- 侵入性較低。治療藥物是透過靜脈輸送,因此可期待其所帶來的全身效果。

  例:擴散全身的細微癌症治療。
- 藥物是藉由血流搬運,不易抵達目標細胞。有時病毒載體還會遭受體內免疫系統的攻擊,藥效大打折扣。

局部注射

- 侵入性較低。使用超音波檢查機等,將治療藥物直接注入患部,較能發揮藥效。

內視鏡注射

  利用裝在「胃鏡」等內視鏡前端的注射器,將藥打入患部的方法。
- 幾乎沒什麼侵入性。因注入藥物時可透過鏡頭觀看,更能直接且正確地將藥物打入患部。
- 有些病狀或患部是內視鏡無法深入的。

使用導管注入藥劑

  所謂的導管治療是將醫療專用細管連接上體內管腔、血管,藉此進行治療。
- 侵入性低。有些連注射、內視鏡無法深入的器官,可藉此直接注入藥劑。
- 需花費高額治療費用,能執行此一治療方式的醫療機關也有限。

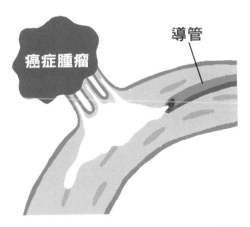

📁 將取出後植入基因的細胞重新放回體內的「ex vivo」

將患者的細胞取出後，在體外將欲導入的基因植入細胞中，再放回體內的治療方式就稱為「ex vivo」。

就目前來說，**基本上用的都是自身細胞。不過，期待將來能使用他人細胞進行治療的方式逐漸常態化。**

ex vivo 的大致流程是以人工方式植入外部基因後，便加以培植，增生到一定數量後再注入體內。

將被命名為山中因子的四個基因，植入取出的身體細胞內，並加以培植，使其轉化為各種器官、組織的多能性幹細胞再放回體內。這個流程跟基因治療的 ex vivo 相同。

進行 ex vivo 時，必須先確認導入基因是否正常運作後，才能將其放回體內。因此，比 in vivo 的導入效率或導入目標細胞的正確性還要來得高。

也因此，基因治療剛起步時，ex vivo 的治療案例較受矚目。

不過，為了將基因導入取出的細胞內，並找到符合醫療團隊期待的蛋白質（使其發揮功能），其治療工程相當繁瑣，常常會變成為某位患者量身定作的治療方式。另外，又因為 in vivo 較為安全等種種因素，**最近 in vivo 的案例增加**。不過，這幾年也研發了 CAR-T 細胞療法等嶄新技術，讓 ex vivo 重新受到矚目。

山中因子…京都大學山中伸彌團隊所發現，可促使細胞初期化（初期化因子）的基因。

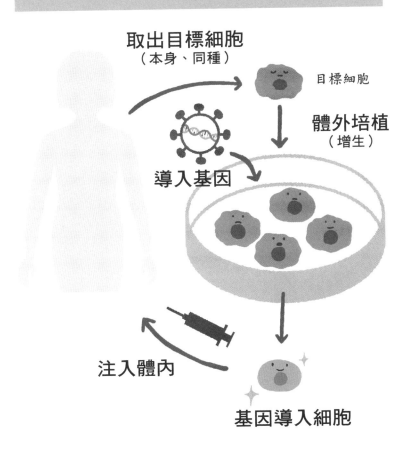

ex vivo 基因治療

取出目標細胞
（本身、同種）

目標細胞

體外培植
（增生）

導入基因

注入體內

基因導入細胞

「ex vivo」的意思是從生物體內取出的意思。
基因治療基本上是取出自己的細胞後，將治療
專用的基因導入培育出的細胞，再利用點滴等
方式將細胞植回患者體中。

病毒載體是基因治療的重要關鍵

　　適用於基因治療的載體五花八門，大致可分為病毒載體與非病毒載體。目前使用頻率最高的還是病毒載體。

　　病毒載體較易承載欲導入的基因。此外，基因導入效率、導入後的發現機率都較高，因此使用頻率極高。

利用病毒特性，將基因送到細胞內

　　病毒載體是利用細胞感染病毒時的原理，將基因導入細胞。換句話說，就是所謂的「工具」。

　　病毒一靠近受感染的細胞，就會附著在細胞表面的特定受體上。病毒裡的核衣殼（病毒的 DNA 或是 RNA 與蛋白質外殼）就會被送進細胞裡。

　　進入細胞後的 DNA 或 RNA 就會製造出各式各樣的蛋白質或病毒。

　　利用此感染途徑，透過病毒載體將想導入的基因送到細胞內。

　　目前已研發出各種病毒載體，**使用時都按其特徵分門別類。目前的主流為慢病毒載體與腺相關病毒載體。**

受體…從細胞外側挑選各式物質加以吸收的蛋白質，存在於細胞。

【利用病毒載體進行治療之實例】

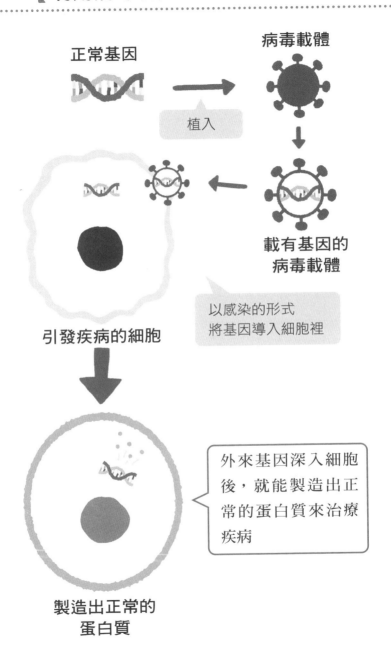

正常基因

病毒載體

植入

載有基因的
病毒載體

以感染的形式
將基因導入細胞裡

引發疾病的細胞

外來基因深入細胞
後，就能製造出正
常的蛋白質來治療
疾病

製造出正常的
蛋白質

主要病毒載體也有優缺點

　　基因治療的病毒載體，使用的一定是已經去除病原性的病毒。此外，也去除了會造成病毒增生的基因，所以無須擔心周邊細胞會受到感染。

　　依病毒種類不同，載體也有各自不同的特徵，會依疾病種類加以區分。目前最常見的有反轉錄病毒、慢病毒、腺相關病毒、仙台病毒等。

能將基因導入非分裂細胞的慢病毒

　　慢病毒因具備能通過細胞內核膜的功能，所以也可用於非分裂細胞。主要用於遺傳性疾病與癌症的相關治療。

　　導入的外來基因會與細胞染色體相互結合，可轉化為長期穩定的基因。

　　慢病毒也可分成好幾種，其中研究進展最快的就是 HIV-1 型載體。

　　HIV-1 是「人類免疫缺乏病毒 1 型」的英文縮寫，就是所謂的愛滋病毒。

　　一開始進行研發時，就已經將愛滋病的感染風險列入考量。因此，到目前為止，HIV-1 經過了多次改良。

染色體…DNA 分子纏繞在各種蛋白質上形成的棒狀長塊。人體內所有細胞核都擁
　　有 23 對（共 46 個）染色體。

雖然經過多次改良，但就安全面來說，也並非百分之百沒問題。**至少到目前為止，尚未出現慢病毒載體所引起的重大事故。**

🏥 安全性極高的腺相關病毒載體（AAV）

有人取腺相關病毒的英文 Adeno-associated Virus 字首，將其稱為「AAV」。

大多數的病毒載體都處於野生狀態，具有病原性。因此，基因治療使用的都是除去跟病原性有關的基因。

相較於此，腺相關病毒是一種處於野生狀態也不帶任何病原性的病毒，可以說是相當安全的載體。

不只是分裂細胞，還能導入神經、肌肉、肝臟等非分裂細胞。此外，非分裂細胞的話，還可期待其長期的基因表現，因此能有效治療帕金森氏症。

另一方面，其缺點就是因可與病毒結合的基因很小，且有半數成人體內都有可對付此病毒的抗體，要一段時間才能出現。

得一段時間後才會出現是因為載體裡的基因屬於單鏈DNA。要發現的話，就必須是雙鏈 DNA。就腺相關病毒載體來說，位於載體內時是單鏈，進到想導入的細胞裡後才會變成雙鏈。因此，要等一段時間才能發現。

雖然有這樣的缺點，但因可導入的細胞種類繁多，使用的都是值得信賴的植入模式，較容易預測其結果。因此，許多研究機構使用的都是腺相關病毒。

抗體⋯會對病毒等異物有所反應，並從體內將此異物除去的蛋白質。

也有無須仰賴病毒的基因運送方式

就目前來說，想將基因運送到目標細胞，並加以表現的話，病毒是效率最好的。雖然安全性已經提高，但使用病毒並非完全沒有風險。

因此，為了讓基因治療更加安全，專家學者持續研究的便是非病毒載體。

➕ 將 DNA 以最原始的樣貌直接投入的質體載體

有別於細胞核的染色體，質體指的是基因的小碎片，是獨立自細胞核的 DNA，將其自細胞取出後，未經任何加工就直接用於治療，因此又被稱為「NAKED DNA（裸 DNA）」。另外，**為了用於治療而進行加工的就稱為質體載體。**

優點是因來自細菌容易增生，又因為是環狀 DNA，能輕而易舉地與目標基因融為一體。

最單純的導入方式就是直接將質體載體打入體內，但若以點滴形式注入的話，會在血液中分解。即便抵達細胞，也會在細胞膜的阻擋之下，無法進入細胞。

因此，會採取使用管尖極細的玻璃管，將基因植入細胞的顯微注射法、使用電脈衝在細胞膜打洞的電脈衝穿孔術、肌肉注射等方式來加以輔助。

顯微注射法…因為是將 DNA(基因) 直接導入的方法，因而能確實將 DNA 傳到目標細胞。不過，無法一次導入至太多細胞。

📁 使用核糖體包覆想導入體內的外來基因

「核糖體」是使用細胞膜主要成分的磷脂製成的人工膠囊，感覺就像油膜製成的氣泡。將想導入的外來基因放入膠囊核糖體植入體內，基因就能穿過細胞膜進入細胞中。

據說核糖體膠囊在細胞內的基因表現效率遠低於病毒載體，不過，由於此載體的材質跟細胞膜一模一樣，**植入後也不會對人體造成影響，可說是安全性佳且不會傷害身體的載體**。

近年來，如何以最正確的方式將外來基因運送到目標細胞的研究，也日益興盛。

【 質體與核糖體的構造 】

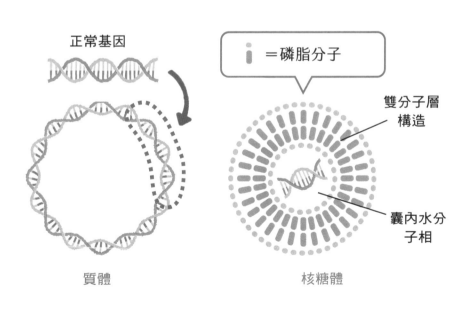

正常基因

ⓘ ＝磷脂分子

雙分子層構造

囊內水分子相

質體

核糖體

基因表現…利用基因具備的遺傳資訊，在細胞內製作具有各式功能的蛋白質。

除癌症外正在持續進行研究的基因治療適用疾病

. . . .

■ 阿茲海默症

阿茲海默症是由於類似大腦組織髒汙的「β 類澱粉蛋白質」沉澱累積所造成的一種失智症。

美國於 2018 年時，已經透過基因編輯將與「β 類澱粉蛋白質」息息相關的 ApoE4 轉換為 ApoE3，並確認其不具備任何毒性。

日本理化學研究所的白老鼠實驗則證實透過導入與生成可分解 β 類澱粉蛋白質的酵素、腦啡肽酶有關的基因，就能減少約 50% 的 β 類澱粉蛋白質斑塊。

■ 萊伯氏先天性黑蒙症

因視網膜的感光受體細胞無法發揮運作，導致嬰幼兒時期開始失明或出現近似失明狀態的重大遺傳性眼疾。不過，2009 年時，美國研究團隊將致病基因之一的 RPE65 正常拷貝版放在病毒載體上，注入體內的基因治療得到以下結果：

· 12 位受試者的瞳孔收縮反應都增加超過 100 倍。
· 有 6 位受試者視力獲得改善的程度，可被排除在視覺障礙者分類外。
· 4 位 8 ～ 11 歲的兒童可在無人攙扶下走過幽暗道路。
· 只知道明暗的男童可說出父親的瞳孔顏色。

■ 肌肉萎縮症

因肌肉纖維變形、壞死所造成的進行性遺傳疾病，統稱肌肉萎縮症。其中最常見的就是因失養蛋白基因變異，導致可使肌肉不易壞死的肌肉失養蛋白（dystrophin）無法順利生成而造成「裘馨氏肌肉萎縮症」。

為了製造能生成肌肉失養蛋白的胺基酸，目前正在進行透過寡核苷酸（DNA 或 RNA）的注入製造胺基酸的相關研究。

摘錄自 Gain of toxic apolipoprotein E4 effects in human iPSC-derived neurons is ameliorated by a small-molecule structure corrector.

第 **3** 章

利用各種先端治療

為了能進一步進行比較，本章將介紹基因治療以外的先
端治療相關概要。
將針對經濟負擔、身體負擔及副作用等，此一治療方式
的最大魅力、課題與問題點進行介紹，盼能提供讀者做
為是否要接受基因治療時的參考資料。

與免疫療法併用

免疫療法是利用人體原有的免疫組織進行治療的方式。此一治療法基本上利用的都是患者本身的免疫系統，因此最大的好處就是副作用少。

📁 可分為促進整體活化與集中攻擊兩類

雖然免疫療法種類繁多，但大致可分為「非特異性療法」與「特異性療法」兩種。

非特異性療法**並非攻擊特定敵人**，而是提升患者的自然免疫力，藉此來攻擊癌細胞。攻擊的是所有有害物質而非特定癌細胞，因此效率較差。不過，因整體免疫力提升，故可期待其抑制新癌症產生的效果。

特異性療法則是將烙上癌症印記的免疫細胞等重新植入體內的方法。只要將其視為等同流感疫苗等「增強免疫」就可以了。因能有效攻擊被視為目標的癌細胞，效果更加顯而易見。

上述都是強化體內免疫的方式。不過，近年來讓免疫細胞的活動踩煞車，也就是除去癌細胞妨礙行為的免疫檢查點抑制劑（immune checkpoint blockade）這類的全新治療方式也深受矚目。

免疫療法不只能治療癌症，還能達到延命效果，提升生活品質。

自然免疫⋯免疫細胞會立即辨識出外部入侵的病原體、出現異常的自身細胞並加以排除的行為。

【 主要的免疫療法 】

細胞激素療法

自外部將免疫細胞所釋放的細胞激素（干擾素等）導入體內，藉此促進免疫細胞的活化與增生。

NK 細胞療法（請參考 155 頁）

NK 是自然殺手細胞的英文簡稱。從自己的血液中取出攻擊力極高的免疫細胞「NK 細胞」，透過活化增強其殺傷力後，再導入體內的治療方式。

樹突細胞（DC）疫苗療法

讓可將癌細胞特徵傳達給免疫細胞的樹突細胞（DC），牢記從患者體內取出的癌細胞，並加以強化後，才透過注射等方式重新導入體內的治療方式。

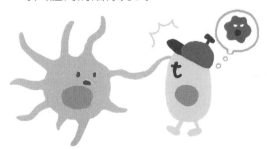

樹突細胞扮演的角色是伸出如樹枝般的突起，將自己記得的異物特徵告訴免疫細胞，並促使其攻擊。

免疫檢查點抑制劑

解除免疫細胞不對癌細胞進行攻擊的功能，恢復免疫細胞攻擊能力的藥物。

📁 與基因治療的不同之處

　　基因治療與免疫療法，因同為先端治療，很容易讓人產生混淆，但其實本質大不同。

　　基因治療是將**正常的基因導入基因出現異常的癌細胞，讓它恢復正常，找回原有機能的治療方式**。若基因能順利運作，細胞就能恢復正常，透過自行凋亡的機制來消滅癌細胞，找回原有的狀態。

　　相較於此，**免疫療法是讓免疫系統發揮功能藉此擊退癌細胞的治療方式**。方法包括讓免疫細胞牢記癌細胞的特徵、增強免疫細胞的能力、排除免疫細胞無法發動攻擊的因素，換句話說就是善加利用免疫細胞來治療癌症的手法。

　　免疫療法的缺點就在於即便免疫細胞獲得增強，但要花一段時間才會展現其效果，光是這樣就所費不貲。雖然也有生物製劑（Biologic Therapy）產品，但藥價並不便宜。即便是因價格過高被日本政府要求調降價格的保疾伏，100 毫克仍舊要價約 28 萬日圓（◎編註：約台幣 7 萬 5 千元左右，而在台灣有些藥物有健保給付）。

　　雖然有好有壞，但因副作用較少，搭配其它治療法同時進行時，還能提高患者免疫力。光就這點來看，就是相當值得重視的治療方式。

　　若要說到基因治療與免疫療法的加乘效果，可以 NK 細胞療法為例。一般來說，NK 細胞會釋放出名為 TRAIL（請參考 140 頁）的物質攻擊癌細胞，但若在癌症患者的末梢血液的話，其效力就會大幅縮減。因此，可以透過基因治療導入 TRAIL 基因，使其攻擊能力獲得加倍效果。

生物製劑…以來自人類或其他生物（不包含植物）的物質為原料所製造的醫藥品等。
因需經過特別處理，所以都得獲得國家許可。

【 基因治療與免疫療法的不同 】

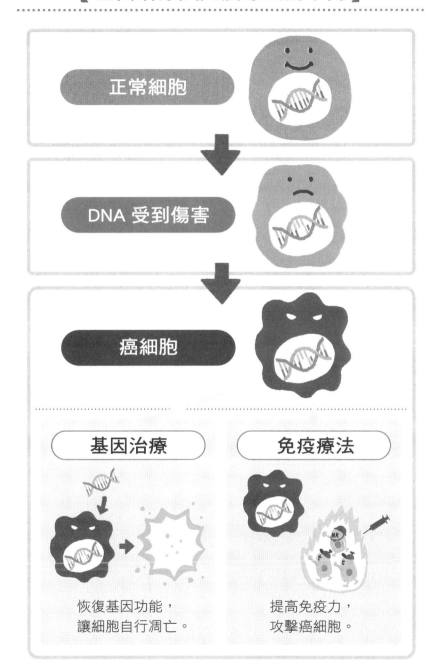

正常細胞

DNA 受到傷害

癌細胞

基因治療

免疫療法

恢復基因功能，
讓細胞自行凋亡。

提高免疫力，
攻擊癌細胞。

與質子、重粒子療法的加乘效果

　　放射線治療大致可分為兩種。一種是一般癌症放射線治療裡最常見的 X 線、γ 線等電磁波，另一種則是質子和重粒子。

　　其最大特徵就是相較於過往的放射線治療，更能鎖定患部進行治療，對全身上下不會造成太大的影響。

📁 過往的放射線治療也會影響到正常細胞

　　過往的放射線治療所使用的 X 線等電磁波，是透過名為光子的光粒將癌細胞裡的電子打出來，以原子、分子的次元給予傷害。

　　電磁波治療的原理是將細胞裡水分子等電子打出後，這些來自水分子的電子就會傷害 DNA，藉此抑制增生、進行破壞。

　　雖然電磁波也會傷害到正常細胞，但隨時都處於增生狀態，**DNA 構造較不穩定的癌細胞更容易受到影響**。因此，才會用來治療癌症。

　　進行治療時，會從體外加以照射，電磁波會以橫切方式掃過全身上下。電磁波通過後，不只是癌細胞，就連其四周的正常細胞也會受到傷害，造成發炎甚至引發白血病等嚴重副作用。

　　另外，由於是從體外進行照射，身體表面受到的放射線量最大，但對身體內部的病灶造成的傷害有限。

原子核（P91）…一切物質都是由原子構成，而原子正中央有個名為原子核的東西，四周則圍繞著電子。

➕ 可調整最大能量釋放位置的粒子線

期盼以粒子達到與電磁波一樣效果的治療方式就是質子治療、重粒子治療。

質子療法利用的是氫的原子核，重粒子治療則是將炭離子以特殊儀器加速，直擊癌細胞。

質子治療、重粒子治療都擁有讓粒子靜止前能釋放出最大能量的特性。也因此，只要利用此一特性，讓粒子停到體內病灶的最佳位置。如此一來，不但能**降低對正常細胞的影響，也能集中攻擊癌細胞**。

雖然不能保證完全沒有任何副作用，但因為對身體的負擔較少，許多高齡者或有併發症的患者都能接受此一治療。與其它治療方式相比，可以說是較為安全的治療法。

質子治療跟重粒子治療幾乎沒什麼分別，因重粒子的能量高於質子線 2 ～ 3 倍，治療次數也較少。

除此之外，重粒子治療可針對過去放射線治療所無法應付的骨肉瘤進行有效治療。

質子、重粒子治療也能與 DNA 產生作用，搭配基因治療更能發揮其功效。

➕ 缺點是高額的治療費用與治療機構的不足

質子、重粒子治療的主要優點包括因侵襲性較低，又可集中攻擊癌細胞，對身體的負擔、副作用較少，不須開刀割除器官，也無須住院進行治療。雖然頗具吸引力，但還是有以下缺點。

骨肉瘤⋯好發於兒童與青少年的骨癌，1 年只會出現約 150 位患者的罕見癌症。

- 基本上不適用於胃癌、大腸癌等會蠕動的內臟器官。
- 適用健保給付的癌症非常少。
- 高額的治療費用。
- 可進行此一療法的機構不多。

因為是集中型治療，基本上是無法針對其蠕動並非人為控制的胃、腸進行治療。

目前日本擁有相關設備的醫療機構，質子為 17 處（◎編註：目前台灣約有 8 處），重粒子僅有 6 處。就算不用住院治療，但有幸接受此一治療的患者還是有限（2018 年 3 月）。

治療費用約 300 萬日圓左右，相當昂貴。**日本健保可給付的只有一部分的「兒童癌症」、「骨軟骨瘤」、「頭頸部腫瘤」以及「攝護腺癌」**。除此之外的癌症，高達數百萬日圓的治療費用都得自行負擔。

不過，很多醫療機關都能使用民間癌症保險常見的先進醫療特約險，若是獲得國家認可的高度先進醫療，即可使用保險給付。

📁 搭配基因治療時的調性

包含質子、重粒子治療在內的放射線治療，其治療目標之一就是要破壞癌細胞的 DNA 促使其自行凋亡。

不過，隨著癌症的惡化，可誘導癌細胞自行凋亡的抑癌基因出現變異，反而會破壞此一機制。

因此，**若透過基因治療，將與細胞凋亡有關的基因**（請參考 136 ～ 145 頁的抑癌基因）**導入體內，藉此恢復其原有功能的話，就能期待放射線治療達到最好效果。**

高度先進醫療…現在皆統稱為「先進醫療」。到 2006 年為止所存在的醫療制度，就是現在的先進醫療。先進醫療的相關說明，請參考 44 頁。

【質子・重粒子治療】

過往的放射線治療

放射線穿過人體,影響到正常細胞。

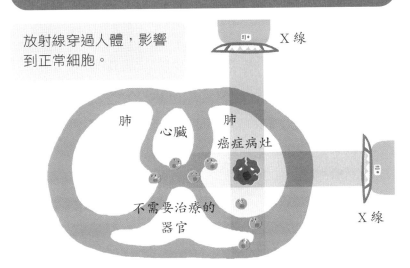

X線

肺　心臟　肺

癌症病灶

不需要治療的器官

X線

質子 ・ 重粒子治療

放射線
停在患部

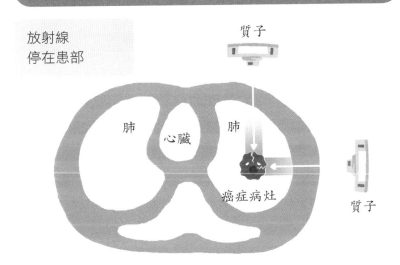

質子

肺　心臟　肺

癌症病灶

質子

與分子標靶藥物的雙重效果

　　有別於以基因為目標的基因治療，分子標靶藥物是鎖定癌細胞裡的特殊分子進行攻擊。**因為可以直接鎖定癌細胞進行攻擊，因此被期許為能取代舊有抗癌藥劑的藥物療法。**

　　過往的抗癌藥劑都是以殺死癌細胞為目的，但分子標靶藥物是先鎖定目標分子，藉此抑制細胞增生、轉移等機能。

並非讓癌細胞滅亡，而是以控制細胞增生、轉移為目標的藥物

　　從癌症分子生物學蓬勃發展的 1980 年代開始持續研究，發現癌症的增生、轉移都與特定分子（蛋白質、基因）有關。

　　因此，只要阻斷跟增生、轉移息息相關的分子機能，說不定就能有效抑制癌症。基於此一概念研發出的就是分子標靶藥物。

　　分子標靶藥物的效果五花八門，妨礙能促進癌細胞成長、增生的訊號，或是召喚能在細胞膜表面發揮作用的巨噬細胞、NK細胞（請參考 87 頁）等免疫細胞。

　　大致可分為「小分子藥物」、「抗體製劑」兩種。

　　小分子藥物是化學合成的小分子藥品。因分子較小可深入細胞，從內部阻礙細胞運作。跟常見的化學合成醫藥品一樣，可透過大量生產來降低價格為其特徵。

巨噬細胞⋯免疫細胞的一種。專門捕食死亡細胞或其殘骸、病毒或細菌等異物並加以消化。

抗體醫藥運用的是人體原本就具備的免疫機構，利用菌種、培養細胞製造出特殊抗體。由於分子較大無法深入細胞，只能在細胞膜表面發揮其作用。

若是適用抗體醫藥的癌症，可以最少的副作用達到最大的效果。不過，因為是由菌種或細胞製造而成，除了需要相關設備外，製造過程也相當耗時。導致成本過高，價格當然也不便宜。

📁 分子標靶藥物的優缺點

分子標靶藥物可透過使用癌組織的事前檢查，得知哪些藥物比較有效，也可以預測某種程度的副作用。此外，因為可有效攻擊癌細胞，不會像過去的抗癌藥劑一樣造成嚴重副作用，對身體的負擔也較小。

【過往的抗癌藥劑與分子標靶藥物的不同】

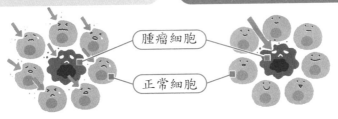

過往的抗癌藥劑作用　　　分子標靶藥物的鎖定功能

腫瘤細胞

正常細胞

相較於過去會同時傷害到癌細胞與周邊正常細胞的抗癌藥劑，分子標靶藥物能烙印上癌症特有印記，專門針對癌細胞發動攻擊。

抗體…會對病毒等異物有所反應，並將這些異物從體內趕出去的蛋白質。

【分子標靶藥物的作用】

阻礙訊號傳遞

具有透過阻礙及與促進癌細胞成長、增生的因子相互結合，來抑制腫瘤的生長，促進癌細胞凋亡的功能。

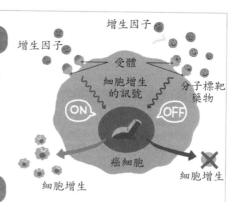

阻礙血管新生

固態腫瘤為了從四周聚集可讓自身成長茁壯的能量，會不斷製造出新血管來做為營養補給的手段。因此，標靶藥物可以阻礙促進新生血管生成的因子、與因子結合的受體，讓癌細胞無法打造出新血管，藉此阻斷其營養來源。

促進免疫細胞活化

擁有與癌細胞表面加以結合，藉此活化免疫細胞，並且召喚免疫細胞來攻擊癌細胞的功能。

不過，實際導入後，發現會引發間質性肺病、皮膚症狀、心臟衰竭等，有別於以往抗癌藥劑的副作用。

最具代表性的就是阻礙訊號傳遞的「吉非替尼（艾瑞莎）」會引發急性肺部障礙、間質性肺病等副作用。同樣可阻礙訊號傳遞的「西妥昔單抗（爾必得舒）」、「帕尼單抗（維必施）」最常見的副作用就是皮膚症狀。阻礙血管新生的「癌思停」則會造成消化管、肺臟出血或導致高血壓。

間質性肺病…因位於支氣管深處的肺胞發炎造成血液無法攝取氧氣，導致動脈內的氧氣大幅減少的狀態。

所有藥物都會有副作用，雖然出現嚴重副作用的機率不高，但治療時還是要特別留意。

除此之外，還有以下缺點。

> ・**藥價昂貴**。
> ・**會出現抗性**。
> ・**小分子藥物會有在標的外起作用的風險**。
> ・**單靠分子標靶藥物想使固態腫瘤縮小或消失的難度很高**。

雖然價格會依藥劑有所不同，但相較於一般常見的抗癌藥劑「順鉑」，分子標靶藥物「艾瑞莎」價格較高昂。

價格如此高昂卻有出現抗藥性的可能，又無法靠單一藥劑將癌症治好的話，根本無法讓人感受到其魅力所在。

不過，目前因新藥的持續研發，讓人開始期待未來或許可以找出抗藥性的因應對策。因為能透過事先檢查來確認藥劑是否有效，如此一來就能避免無效治療，可說是此一治療法的最大優點。

另外，也有已經證實單一藥劑效果的實例。過去只能仰賴骨髓移植進行治療的「慢性骨髓性白血病」，也因為分子標靶藥物「伊馬替尼（基利克膜衣錠）」的出現，只要服用藥錠就讓改善病情。

多種分子標靶藥物或是與過去常見抗癌藥劑的併用等研究，都持續進行中，盼能藉此找出更加有效的治療方式。因此，與基因治療一起被列入「夢幻治療」後補名單。

抗性…癌細胞的抗藥性，可分為「先天抗性」與「後天抗性」。詳細內容請參考
　　115 頁。

各種治療方式都有其特徵

在這個每兩個人就有一個人罹患癌症的時代，從劃時代的治療方式到讓人質疑其可信度的療法，坊間也出現了各式各樣的治療方式，但水準只能說是良莠不齊。

因此，在此將介紹數種可期待其癌症治療作用或預防效果的療法。

荷爾蒙療法

荷爾蒙療法是利用性荷爾蒙來抑制癌細胞增生的治療方式。雖然無法單靠此一治療方式來擊退癌細胞，卻能有效減緩癌症進行的速度。

因為是利用性荷爾蒙的治療法，故治療對象基本上是乳癌、卵巢癌、攝護腺癌等，跟性荷爾蒙相關部位的癌症。

至於會在何時發揮作用呢？以乳癌為例，最常見的情況就是因雌激素等女性荷爾蒙分泌過剩，造成癌細胞的大量增生。

在這種情況下所採取的荷爾蒙療法，就是要抑制雌激素的產生，藉此阻斷癌與細胞表面的**荷爾蒙受體**（與性荷爾蒙結合後，會促進細胞增生）結合。

過去採取的是投入相反性別荷爾蒙藥劑的治療方式。女性用的是男性荷爾蒙，男性則是使用女性荷爾蒙。

性荷爾蒙…生殖器官所分泌的荷爾蒙，可促進生殖器官的發育、精子與卵泡的成熟等。

不過，現在則出現了各式各樣的手法，如透過類似性腺激素的藥物，達到抑制分泌的效果等。

📁➕ 溫熱療法

溫熱療法只要提高身體某部位的溫度，是一種非常簡單，也不會造成身體太大負擔的治療方式。大家可能會懷疑：「只要把身體弄暖，就能擊退癌細胞嗎？」但其實也有其理論的。

癌細胞很怕熱，只要超過 42.5 度就會滅亡，但這溫度並不會對正常細胞造成任何影響。

不會留下傷疤，也無須擔心藥物、放射線帶來的副作用，可以說是相當理想的治療方式。問題是要讓癌細胞變暖並不容易。

【 要讓體內的癌細胞變暖很困難 】

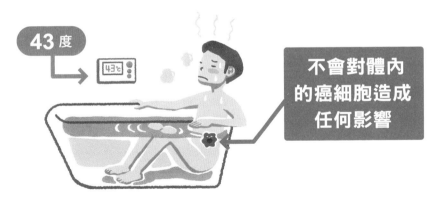

雖然癌細胞只要遇到 42.5 度以上的高溫就會滅絕，但要讓體內的癌細胞加熱到如此程度有其難度。不過，只要身體變得暖和就能提高免疫力，因此，可以期待溫熱療法搭配抗癌藥劑所發揮的加乘效果。

性腺激素⋯隨著性腺（精巢、卵巢）的成熟，大腦會釋放出刺激性腺的蛋白質。

舉例來說，就算泡在 43 度的熱水裡，體內的癌細胞也無法加熱到這個溫度。

紅外線照射也距離皮膚表面好幾公分，而體內的血流會將熱能帶走，對癌細胞來說根本就不痛不癢。

目前的主流是讓身體夾著兩個電極，透過電磁波的流動讓身體變暖。

除此之外，有研究報告指出「溫熱療法搭配抗癌藥劑，可達一定療效」。因此，若依症狀進行治療是有其意義的。

📁➕ 高濃度維他命 C 點滴療法

利用點滴將高濃度的維他命 C 注入體內，是相當簡單且侵入性極低的治療方式（請參考 155 頁）。打的又是維他命 C，不會對人體造成任何傷害。

若將體內的維他命 C 濃度提升到某種程度，就能讓癌症患者體內產生名為過氧化氫的有毒物質，對癌細胞發動攻擊。**正常細胞因擁有大量能中和過氧化氫的酵素，不會有任何影響，只能攻擊不具有此種酵素的的癌細胞。**

只要擁有點滴的相關設備，在日本任何一家醫療機關都能進行，因此此一療法已經普及到全日本。（◎編註：在台灣尚未普及）

而其關鍵就在於將維他命 C 的血中濃度提升到 350 ～ 400mg/dl 的治療範圍，並維持其濃度。

要達到如此高濃度，經口是不可能的，只能透過以點滴直接打入靜脈的方式。無論你吃再多檸檬、西印度櫻桃，對癌症來說都沒有直接的治療效果。

過氧化氫…氫的氧化物，會對細胞造成傷害。

雖然也要視病況或患者狀態而定，但要維持血中維他命 C 的濃度，一周必須進行 2 ～ 3 次。

若是自由診療的話，所有治療費用皆為自費。一次大概 1 萬～ 3 萬日圓左右。若 1 次算 2 萬，每個禮拜進行 2 次治療來計算，1 年下來的費用超過 200 萬。對一般人來說，可說是不小的經濟負擔。

就癌症治療來說，高濃度維他命 C 點滴注射，多半會搭配其它治療方式同時進行。又因為其強大的抗氧化作用，所以也常用於癌症預防、美容與抗老化。

飲食療法

透過重新檢視飲食習慣來抗癌，就是所謂的飲食療法。

資料顯示，罹癌原因裡有三成跟飲食習慣有關（請參考 36 頁），因此只要重新檢視飲食習慣，就能有效預防癌症。

雖然有持續攝取某種特殊食材或是絕對不吃某種食材等極端的飲食療法，但目前尚無法證實是否真能藉此讓癌症完全康復。

「不走極端，而是隨時留意本身的飲食是否均衡」這樣的觀念，在確定罹癌後，尤其重要。這是因為若營養不均衡會導致免疫力下降。許多治療法都必須具備充足的免疫力，若因飲食導致免疫力下降，可說是賠了夫人又折兵。比方說，若限制蛋白質、碳水化合物的攝取造成偏食的話，會造成修復身體的原料或與癌症戰鬥的能量枯竭。

罹癌後容易出現名為惡病質的代謝異常、慢性發炎、免疫異常等營養失調的狀態。因此，重視營養均衡，補足容易攝取不足的營養，可以說是最基本的常識。

惡病質…末期症狀之一，讓全身上下都處於衰弱狀態。

最理想的是針對眾多選項
討論後再進行組合

過去的癌症治療僅限於 3 大療法，根本沒有其它選項。

可是，每位患者的癌症類型都因人而異。面對各式各樣的癌症，若將思考模式侷限在 3 大療法這個小框框裡，是絕對無法加以抗衡的。

現在是一個能選擇各式治療法的時代。為了挑選出讓身體康復的最佳選項，收集相關資訊時，不要只拘泥在某一種治療法，是否能將不同的治療方式加以組合這個選項，也列入考慮。

若是早期癌症，可先從 3 大療法著手

雖然醫界已經出現各種治療方式，但若確診為癌症後，從 3 大療法中進行挑選仍為目前主流。

本書的主旨為基因治療，單靠 3 大療法是有其限度的立場從未改變。不過，若為一、二期的早期癌症，建議大家還是先從 3 大療法著手。

未出現浸潤或轉移的固態腫瘤，若以手術方式割除患部，就得以獲得緩解的可能性很高。視情況，放射線治療或許也很有效。

雖然有人因害怕出現副作用，而否定抗癌藥劑的療效，但若想縮小大到無法進行手術的腫瘤或減少轉移、復發的癌細胞，也是一種不能忽視的治療方式。

緩解…維持原本的癌症消失，也沒有出現新癌症的狀態。

除此之外，惡性淋巴瘤的 1 種、睪丸腫瘤、子宮絨毛膜癌等，都有可能因抗癌藥劑而獲得緩解。因此，不要一開始就加以否定，而是將其也列入選項，才能增加治癒的機會。

📁 若是進行期癌，可考慮複合治療

若是發現時已經是三、四期，或者是就算接受治療也持續惡化為三、四期的情況，大多不適合進行手術或放射線治療，3 大療法就只剩下抗癌藥劑這個選項。

先別說縮小已經轉移的腫瘤、減緩惡化速度等目的，但光靠抗癌藥劑，是無法治療進行期癌的。

因此，考慮是否要採取包含基因治療在內的先端治療等其它選項，就變得有其必要性了。

重點在於不拘泥於一種治療方式。若堅持「只用抗癌藥劑」或恰好相反的「只要不是抗癌藥劑都可以」，都不是最好的選項。

另一個重點就是可以加以組合。

若將不同的治療方式加以組合，就能透過加乘效果，讓治療法更能發揮效果。

比方說，許多研究報告都指出基因治療可以提升抗癌藥劑的效果。也不需要擔心同時服用不同藥物時，會產生的相互作用。另外，以基因治療為首的諸多先端治療，都不會對身體造成太大負擔，就算是外來門診也能接受治療。

不要只拘泥於單一治療法，盡量收集各式各樣的資訊。並試著詢問主治醫生，自行收集到的選項裡，哪幾種治療法搭配起來效果更好。

相互作用…相互影響的意思。以先進療法為例，目前尚未出現將多種治療方式加以組合後，會削弱某種效果或無法進行其它治療的相關報告。

【基因治療與免疫療法的併用效果】

例：NK 細胞療法 +TRAIL 基因治療

一般的 NK 細胞療法

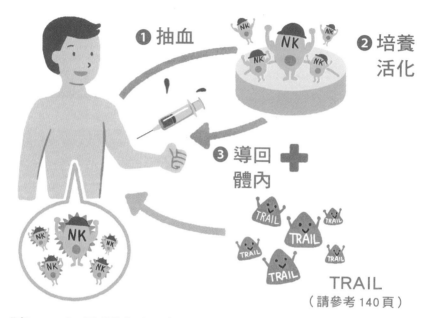

①抽血　**②培養活化**

③導回體內 ➕

TRAIL
（請參考 140 頁）

讓 NK 細胞獲得更進一步的強化！

NK 細胞療法
+
TRAIL 基因治療

　　「NK 細胞療法」是將從患者體內取出的免疫細胞之一的
NK 細胞加以活化後重新導入體內，使其更能有效攻擊癌細
胞的治療方式。攻擊手段之一就是能讓癌細胞出現異常，
促使其凋亡的 TRAIL 基因。換句話說，只要以 NK 細胞療法
搭配基因治療，就能進一步提升攻擊癌細胞的威力。

第 **4** 章

基因治療的優缺點

基因治療雖然有對身體負擔較小，可與其它癌症療法同時進行，藉此達到加乘效果等好處。不過，擔心會出現前所未有的副作用與高額治療費為其問題所在。

對身體造成的負擔與副作用較少

基因治療使用的是人類原本就擁有的正常基因。只是將原本就有的基因植入人體，**就可以在不傷害正常細胞的情況下進行治療**。這可以說是基因治療的最大優點。

會對身體造成極大負擔的 3 大療法

一般常見的 3 大癌症療法，雖然都深獲肯定，但缺點就是會對身體造成極大負擔。

選擇開刀割除固態腫瘤的話，腫瘤附近的正常細胞也會一併被割除。若有轉移疑慮，就要更大範圍地將罹癌器官摘除，可能會讓外觀有所改變，或喪失某種功能，對日後的生活造成嚴重影響。

隨著手術技術日新月異，有些罹癌部位，可選擇將皮膚傷口、痛苦縮減到最低程度的內視鏡手術。不過，目前僅限於初期胃癌、大腸癌等，要將外層皮膚整個切開露出患部的外科手術仍為主流。

若使用抗癌藥物，如內服、點滴等將藥物導入人體的治療法，本身並不會造成太大的痛苦，問題在於「副作用」。若是經過長年研究的治療法，針對其副作用有了各式各樣的因應對策，但接受藥物治療後的痛苦與難受程度就因人而異了。

不過，出現嘔吐、腹瀉、口腔潰瘍、毛髮掉落、出血、皮膚變化等症狀，其實並不罕見。

內視鏡手術…將小型攝影機、器具透過幾釐米的小孔伸入體內的手術方式。

【 會受到抗癌藥物與放射線較大影響的是持續增生的細胞 】

抗癌藥物、放射線專門攻擊持續分裂、增生的癌細胞。不過,正如下圖所示,抗癌藥物、放射線也會影響到分裂速度較快的正常細胞。這就是出現副作用的主要原因。

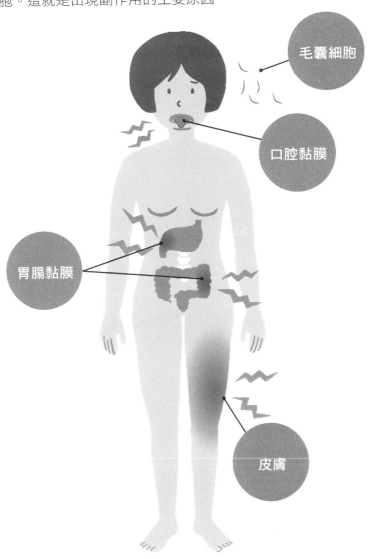

毛囊細胞

口腔黏膜

胃腸黏膜

皮膚

有別於切除罹癌部位的手術，放射線療法是能保留其器官的局部治療，也因為是 3 大療法裡副作用最少而備受期待。在美國選擇放射線治療的人遠超過手術。

問題是放射線不會只針對患部，而是會從皮膚表面到患部，再從患部穿過另一側的皮膚。因此，被放射線照到的正常皮膚、器官也會受到影響，引發發炎等皮膚症狀或腹瀉、倦怠感等副作用。

📁 不會傷害到正常細胞的基因治療

再重申一次，本書所介紹的基因治療是將正常基因導入癌細胞，藉此讓患部恢復原本功能的治療方式。有別於會對正常細胞造成傷害的 3 大療法，只是將原本人體就擁有的基因植入人體而已，因此並不會因正常細胞受到影響而引發副作用。

話雖如此，**也絕非完全沒有任何副作用**。雖然很罕見，但還是會出現發燒、長疹子等症狀。這就跟感冒一樣，是為了排除外來異物所出現的體內免疫反應。

特別是因身體虛弱原本就很容易發燒的癌症末期患者或是擁有過敏體質的人，接受基因治療後可能會出現高燒症狀。不過，一般來說並不會出現太過誇張的高燒。

雖然感冒時都會認為「發燒是身體正在對抗疾病的證據」，但這並不適用於目前全世界正在進行的基因治療。**因為，只要使用的是符合標準的藥劑，就不會出現高燒症狀。**

局部治療…針對罹癌部位或其周邊進行的治療。

也有只有癌細胞才會感染進而將其消滅的病毒

若說到「不會傷害到正常細胞，只會對癌細胞產生作用」，就是利用只會消滅癌細胞的溶瘤病毒所進行的治療法。透過人工方式改變基因，讓癌細胞大量增生，進而消滅癌症的病毒。

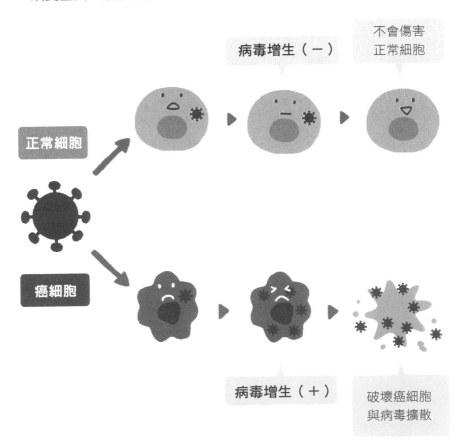

從遭破壞的癌細胞內，向外擴散的病毒，會讓四周的癌細胞受到感染進而滅絕。另一方面，雖然正常細胞也會受到感染，但據說這種病毒並不會在正常細胞中增生，所以不會造成影響，副作用也較少。

接受治療的同時，生活作息一切正常

　　基因治療的基因導入方式，基本上與一般疾病會用到的注射、點滴是一樣的。

　　幾乎不會感覺到任何痛苦，也不會傷害到器官。最多只有打針時留下的傷口而已，故在接受治療的同時，也能維持正常生活作息。

可使用各種方式投藥

　　基因治療所使用的藥劑，多半是以注射、點滴的方式導入人體。因此，可一邊正常生活，一邊到院進行治療。目前正在研發吸入型粉末藥劑這種最為簡單方便的投藥方式。無須麻醉，讓體力每況愈下的癌末患者也能接受治療。

　　腫瘤位在皮膚附近或乳癌患者，則以局部注射的方式，直接將藥劑打入。針筒無法深入的範圍，則改由點滴注射。

　　點滴能將藥劑擴散到全身，因此可藉此消滅轉移的小型癌細胞。不過，缺點就是無法將足夠的藥劑運送到身體內部來消除腫瘤。

　　因此便研發出了使用內視鏡、導管將藥劑直接送往患部附近的方式（請參考 75 頁）。**依病狀、患者身體狀況有時可能需要住院，治療費用也不便宜，但效果即佳。**

導管⋯將醫療用細管穿過管腔或血管所進行的治療。

【治療時間短也是基因治療的優點】

掛號

初診時需進行詳細說明，會花較多時間。

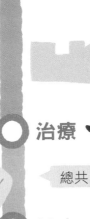

治療

總共 1〜2 小時

結束

採取的多半是注射、點滴等侵入性較低的方式。療程結束後可立即活動。

療程最多 1〜2 小時。習慣之後，可能 1 小時就結束了。

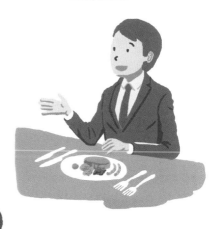

可期待與其它治療方式併用時的加乘效果

進行抗癌藥物或放射線治療時，也可以同時進行基因治療。

若是以手術切除的話，基因治療則是用來消滅轉移的小型癌細胞。

搭配其它治療方式，並非只是單純併用，而是**藉由不同治療法的交互作用，提高擊退癌細胞的效果**。

併用也可提升抗癌藥劑或放射線療法的治療成績

純粹的基因治療當然可以達到一定療效，但若搭配其它治療方式，更能透過多種療法的加乘效果，大幅提升治療成果。

加乘效果值得期待的重要理由之一，就是找回了「抑癌基因」的功能。

抑癌基因擁有在基因受到傷害，造成細胞癌化前進行修復，若無法修復的話，就釋放出類似細胞凋亡的訊號，抑制癌細胞產生，這就是抑癌基因的功能。

透過基因治療，若是找回抑癌基因的功能，就能接收到抗癌藥劑、放射線發出的「請進行細胞凋亡」訊號，讓癌細胞更加容易進入細胞凋亡。除此之外，也能降低人體對抗癌藥劑或放射線的抗性。

細胞凋亡…因受到傷害而失去效用的細胞，自主而有程序的死亡現象。

【 提升抗癌藥劑、放射線療法的效果 】

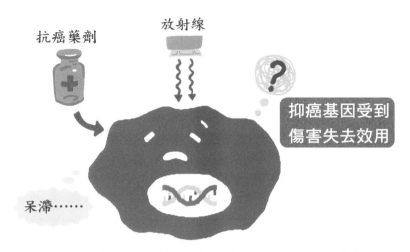

因癌化導致抑癌基因無法發揮作用的細胞，無論抗癌藥劑、放射線釋放出多少「請進行細胞凋亡」的訊號，也不會聽從指令進行細胞凋亡。

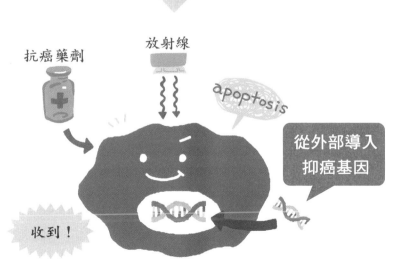

透過基因治療將 p53（請參考 136 頁）等抑癌基因，導入細胞找回原有功能，就能接受抗癌藥劑、放射線釋放出的訊號，藉此促進細胞凋亡。

順帶一提，大家可能會有抗癌藥劑是用毒、放射線療法則是用熱來消滅癌細胞的印象。不過，實際上無論是何種治療法，採取的都是破壞癌細胞的 DNA 或妨礙細胞分裂的方式。就結果來說，大多是利用細胞凋亡來消滅癌細胞。

因為也會對正常細胞造成影響，才會產生所謂的副作用。不過，正在進行分裂的 DNA 相當不穩定，所以容易受到外在因素影響，而分裂過剩的癌細胞就更容易受到影響了。

⊕ 減少抗癌藥劑或放射線量

與基因治療併用能提升治療效果，故可藉此降低抗癌藥劑或放射線的量。減量後就能減輕其副作用。

【 加乘效果的例子之一 】

癌症四期患者接受「癌症」基因治療的成績

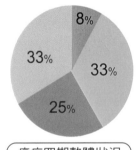

癌症四期整體狀況

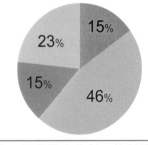

癌症四期與抗癌藥劑、放射線併用

■ 完全有效（CR）…治療後腫瘤消失（包含停止治療後，再度復發的情況）。
■ 部分有效（PR）…治療前後腫瘤縮小或腫瘤標記明顯減少。
■ 無變化（SD）…治療前後，腫瘤大小沒有顯著改變，腫瘤標記沒有變化。
■ 疾病進展（PD）…因腫瘤有所變化而中斷治療或進行變更。

資料來源：東京 River City Clinic 及合作醫院的治療實績（至 2018 年 8 月為止）

放射線的量…放射性物質釋放出的粒子（α 線等）或電磁波（X 線等）量的多寡。

以被診斷出身體狀況無法承受抗癌藥劑副作用的情況為例，就可藉由基因治療減低藥量，以利療程進行。

此外，還能防止癌細胞產生抗藥性，藉此延長抗癌藥劑的藥效，也是與基因治療併用的優點之一。

就放射線治療來說，能透過基因治療來減低放射線量，可說是好處多多。因為人體可接受的放射線量有其上限，「再加重的話，是會對身體造成重大傷害的」。

【 癌症的「抗性」指的是
對癌細胞藥物的抗藥性 】

具先天抗性的癌症

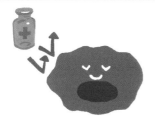

具後天抗性的癌症

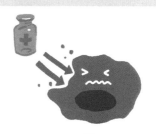

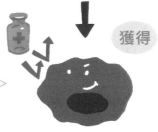

獲得

具有抗性的癌細胞，可抑制藥物流入細胞、加快其排出速度，或是讓藥物的受體消失。

抗性可分「先天抗性」與「後天抗性」。

抗藥性…讓某款藥劑無法發揮效用或較難發揮效用的現象。

可因應的癌症種類多，適用於無法接受標準治療的患者

　　修正致癌主因的「基因變異」，藉此進行治療的基因治療，可適用的癌症範圍相當廣泛。

　　此外，有別於以未出現轉移、浸潤的癌症二期為對象的手術、放射線療法，基因治療的優點之一就是從初期到末期皆可接受治療。

無論何種癌症，都能期待其治療效果

　　癌症的治療方式各有不同，能對應的癌症種類或階段都有一定限度。

　　以手術為例，若出現轉移、浸潤，基本上就不適合開刀了。轉移的腫瘤變大，妨礙到人體器官運作的話，雖然可開刀切除，但這並不是以根治為目的的治療，充其量只是恢復其功能的處置方式。

　　進行放射線療法時，可照射的放射線量有其上限，因此不是想照幾次就能照幾次的。無法為了消滅轉移的癌細胞，而讓病人反覆暴露在放射線下。

　　抗癌藥劑是用在難以進行手術的癌症，或者是針對血液、淋巴等全身性癌症才能發揮其效用。腎臟癌、胰臟癌、肝癌等的治療成效並不顯著，甲狀腺癌的放射線治療更是毫無效果。相較於此，癌症基因治療是針對癌症的基本架構，讓抗癌藥劑、放射線以不同角

根治⋯徹底治好某種疾病。讓癌細胞在體內完全消失。

度來進行協助。因此，也**可適用於無法接受標準治療的患者。**

基因治療的適用對象不只有固定在局部的固態腫瘤，還包括血液、淋巴癌等全身性癌症。除此之外，經研究證實，也可有效消滅已轉移他處的小型癌細胞。

另外，因為也能有效預防惡性腫瘤發生前的「癌前狀態」，故基因治療的預防治療，也相當令人期待。

【 基因成功「鑲嵌」上的話， 】
就能期待其驚人效果

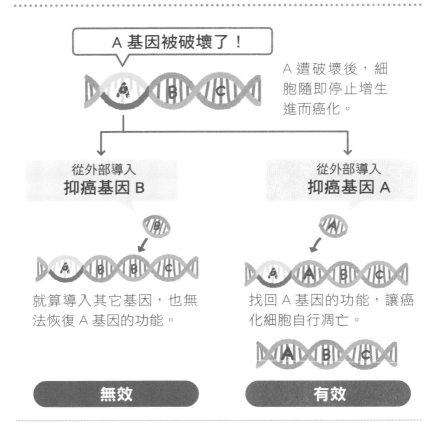

A 基因被破壞了！

A 遭破壞後，細胞隨即停止增生進而癌化。

從外部導入
抑癌基因 B

從外部導入
抑癌基因 A

就算導入其它基因，也無法恢復 A 基因的功能。

找回 A 基因的功能，讓癌化細胞自行凋亡。

無效

有效

固態腫瘤…出現在特定器官、組織、腺體，且不斷增生的細胞群塊。

出現副作用等無法預料的意外狀況

　　基因治療雖然是相當傑出的治療法，但由於歷史尚淺，就實績來說還比不上 3 大療法。

　　雖然已經透過安全性高的載體研發等逐漸提升其安全性，不過，還是不免擔心今後可能會出現前所未見的大麻煩。

也必須考量到全新治療法帶來有別以往的不安

　　基因治療是幾乎沒有副作用的治療方式，最多只會在結束療程後的幾個小時內出現發燒症狀。尤其是擁有過敏體質或因生病導致體力衰退的人，特別容易發燒，一定要多加留意。

　　大家也會在意其治療的可信度。首次的基因治療出現在 1990 年的美國。隨後各國紛紛投入基因治療的研究，也出現好幾款取得國家許可的藥物。不過，基因治療基本上來說還是處於剛開始的階段。相較於擁有悠久歷史的 3 大療法，基因治療的臨床實例尚屬少數，因此被批評缺乏科學、醫學根據，也是理所當然的。

　　事實上，運送基因的病毒載體所造成的意外事故或嚴重副作用（請參考 65 頁）讓人記憶猶新，至今仍有醫療相關人士對基因傳遞系統深感不安。

基因傳遞系統…控制將投入體內的藥物運送到目標器官的空間、時間與分量的手法。

因此，必須加速研發更為安全的病毒載體，目前以慢病毒與腺相關病毒載體為主流。與其同時，非病毒載體的研發也日益蓬勃。

在研究人員的努力下，至少目前沒有看到任何報告是跟慢病毒、腺相關病毒載體所引發的重大事故有關。不過，這並不代表以後不會出現跟病毒載體有關的事故。

若是感染「慢病毒載體的基礎：HIV」的愛滋病患者，雖未確認其危險性，但絕對不會使用慢病毒載體進行治療。這是因為無法預測野生型與人工型相同的病毒碰在一起時會出現何種反應。

另外，除了實際的副作用外，不知何時會出現何種反應的未知副作用，也是相當令人感到擔憂的。

【 無法接受基因治療的患者 】

※ 列舉無法接受當今主流的病毒載體基因治療的患者

· HIV 感染者（若為慢病毒載體）

· 嚴重過敏體質的患者

· 洗腎患者

· 重度心臟疾病患者

· 肝功能障礙患者

基因治療所使用的病毒載體，雖然已經過人工無毒化處理，但對人體來說，仍屬異物。只要自然將其排出體外的防衛機制一啟動，可能會引發各種障礙或問題。因此，擁有上述症狀的人基本上是無法進行基因治療的。

非病毒載體…不使用病毒載體的基因導入技術，包含質體載體、核糖體、顯微注射法、電脈衝穿孔法等。

必須自費，治療費用高昂

　　若是有健保給付的 3 大療法，實際支付金額只有總體治療費用的一成或三成。不過，基因治療在日本屬於不納入健保給付的自由診療，一切費用都得自行負擔。

 因無法大量生產，製作成本高。

　　很遺憾的，基因治療目前並不符合健保給付範圍，**所有治療費用都必須自行負擔。**

　　基因治療的藥劑製作成本頗高，一個療程（一般是 6 次）的治療費用，大約是 150 萬～ 300 萬日圓左右。之所以會出現這樣的價差，是因為依照癌症種類、症狀的不同能選擇的基因種類，或者是其他治療方式也會有所不同。

　　製作成本頗高，主要是因為這些藥劑基本上都是以高度生物科技技術製作而成。

　　若是一般的感冒、頭痛藥等化學合成藥物，因為可以大量生產，成本也隨之降低。

　　問題是基因治療藥物無法在工廠大量生產，必須在決定進行基因治療後，**為每個人量身訂做所需藥劑，成本也跟著水漲船高。**又因未納入健保給付需全額自費，對患者來說也是相當昂貴的治療方式。

療程⋯治療所需時間單位。

【 基因治療其實高貴不貴？ 】

基因治療所需費用的確很高，但這並不表示其它的癌症療法就比較便宜。

以胃癌的開腹手術為例，雖然還是要看症狀，但光是開刀可能就要花超過一百萬日圓，而大腸癌的切除手術也相去不遠。若再加上手術後的住院費用，可能會超過 150 萬。

因為有健保給付，可能只需要付個幾十萬。不過，實際的治療費用是以百萬起跳。

質子線、重粒子療法的費用約為 250 萬～ 300 萬日圓。雖然沒有精準的數字，但免疫療法的一個療程也大概抓在 200 萬左右，其實跟 3 大療法的實際花費大同小異。由此可知，貴的不只有基因治療。

伴隨近年載體製造的效率化，基因治療藥物的製作成本有下降趨勢。

在不久的將來，帕金森氏症等疾病的花費，應該可以低於 100 萬。另外，日本首款取得政府許可的藥物也即將上市，價格方面的好消息也會越來越多。

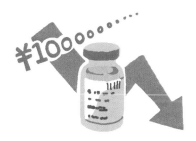

其他治療方式（P120）…抗癌藥劑、放射線療法、免疫療法、高濃度維他命 C 點滴法等，各家醫療機關使用的治療方式也有所不同。

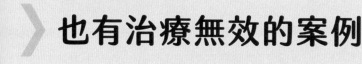

也有治療無效的案例

　　跟其它治療法一樣，基因治療可能有效也可能無效。即便接受基因治療，若導入的並非是因失去功能而引發癌症的基因，就無法期待其治療效果。

3 人裡有 1 人無效

　　根據採訪多家施行基因治療的醫療機構之結果，針對三期、四期等處於進行期的癌症。**注射單劑基因後，約莫 6 ～ 7 成會出現顯著效果**。反言之，每 3 人中會有 1 人無效。

　　「3 人裡有 1 人無效」這個數字，每個人的解讀各有不同。不過，由於治療費用所費不貲，應該會讓有些人猶豫不決吧。

　　進行基因治療會導入的都是為阻止癌細胞異常增生或使其凋亡的代表性基因，將多種基因結合後進行投藥是最常見的作法。

　　另外，也會透過檢查來確認是哪個基因的功能出現障礙。

　　這項檢查並不是調查與生俱來的基因排列，來評估罹癌風險，也就是所謂的「基因檢測」。

　　而是確認罹癌後，調查癌細胞裡到底出現何種異常的基因變異檢查。

基因檢測…一般的基因檢查是利用基因（DNA）來進行體質、疾病的風險調查或親子檢定等。（請參考 124 頁專欄 3）

比方說，就有類似 CTC（循環腫瘤細胞）檢測，透過解析於血液中循環的癌細胞基因，來確認造成癌症的惡性基因數值的血液檢查。

CTC 檢測需花費幾十萬，因價格高昂，可進行 CTC 檢測的醫療機構也不多。

相較於此，因抗癌藥劑、放射線療法的效果是可預期的，故會選擇較不會造成浪費且有效的治療方式。

【 基因治療搭配其它治療方式是基本原則 】

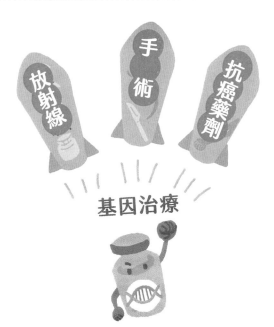

雖然單獨進行基因治療也有其療效，不過大部分都會搭配其它治療方式。擁有正常基因，找回原有功能，換句話說，就是讓基因治療成為其它治療方式的基礎，藉此達到加乘效果。

CTC…在血液中循環的癌細胞，被視為治療效果、轉移與復發的指標。

在醫療機構所接受的基因檢測與消費者導向的基因檢測商機之間的差異（以日本為例）

■ 大致可分為 2 類的基因檢測

　　基因檢測可分為在醫療機構進行，以及利用市售專用採集器將檢體樣本送到業者等兩種方式。後者是先付錢購買專用採集器，自己採取檢體後送給業者，幾個禮拜後就能知道結果。因程序簡單方便，成為目前主流。

　　透過這樣以一般消費者為對象的基因檢測，可以掌握其個人體質或是未來容易罹患的疾病。相較於日本人的平均值，本身的風險到底會有多高？只要有所掌握，就能成為修正本身生活習慣契機的有效檢查。

■ 1 次可檢測超過 100 個癌症相關基因

　　另一方面，醫療機關所進行的基因檢測，其目的是為了診斷病情或確認藥物是否確實發揮效果，因此，可視為是與專為消費者設計的基因檢測截然不同的檢測。

　　基本上，醫療機關主要是針對想檢測的疾病，將有可能造成此疾病的基因，一個一個檢查「是否出現變異？」、「基因發現量是否出現異常？」。

　　若是與癌症有關的話題，2018 年起網羅所有癌症相關基因進行調查的基因檢測正式開始。第 1 個打響名號的就是國立癌症研究中心醫院只透過一次檢測，就查出了與癌症有關的 114 個基因變異與 12 個融合基因變異。

　　要是能透過檢測找出哪個基因是造成癌症的元凶，就能對症下藥，有效投藥。雖然檢測費用高達數十萬，但聽說不久的將來也能申請健保給付。

第 **5** 章

基因治療藥物

雖然有多種可用於治療的基因，但實際導入的都是萬眾矚目、最具癌症治療效果的基因。為了讓大家對治療藥物有更進一步的認識，本章將介紹最具代表性的基因群所扮演的角色與特色。

要如何選擇醫療機構，才不會後悔？

　　目前日本可進行基因治療的醫療機關，雖屬少數但持續增加中。

　　雖然可接受基因治療的醫療環境正在陸續整頓，但基本上目前只有**由醫生判定的自由診療**，造成各家醫療機關的品質有所差異，呈現成良莠不齊的狀態。

　　為了能接受符合支付金額的醫療服務，了解如何判定一家醫療機關的好壞也很重要。

是否能正確教導病患基因治療的實力？

　　基因治療是已獲得世界各國認可的最新醫療技術，但並非成功率百分之百的「夢幻治療術」。除了成功案例外，當然也會出現失敗案例。成功案例中單靠基因治療擊敗癌症的例子其實並不多。

　　另外，隨著癌症病情的惡化，基因治療也並非完全有效。若早期發現早期治療的話，是可期待其成果的。但若已進入末期的話，治療目的就會變成延長幾個月的壽命或減輕痛苦而已。

　　因此，選擇進入正式療程前，能詳細說明基因治療「真正實力」的醫療機關是很重要的。

是否能在一個療程結束後正確進行判斷？

　　挑選醫療機關時的另一個重點，就是挑選一位能在一個療程

腫瘤標記（P127）…癌細胞釋放出的特殊物質，主要是釋放到血液中的物質總稱。

結束後就能判斷治療是否有效的醫生。

　　若基因治療能有效發揮效用的話，很快就能體會到其效果，如腫瘤標記會下降，身體狀況獲得改善等。雖然很少出現肉眼可見的成效，但只要完成一次療程，有效的話就會反應在檢測數值上。結束一次療程後，若有顯著效果，就有持續下去的價值。問題就出在結束療程後仍維持現狀，甚至無效的情況。

　　所謂的現狀維持是雖然藥物有發揮作用，但只要停止治療，就會有惡化的可能性，陷入讓人難以判斷的局面。

　　因此，若無法發揮效用的話反而簡單。因為導入的基因不對，繼續下去也毫無意義。

　　這個時候還勸你「再試試看」的醫療機關，也還是避開比較好。

【 選擇醫療機關的重點 】

- **是否能正確教導病患基因治療的實力？**
- **是否能在一個療程結束後正確進行判斷？**
- **是否為（日本）國內製造的藥劑？**

  製作藥劑需要高度的製造技術、製造設施與嚴格的溫度管理。因此，要避開在國外未取得許可製造的輸入產品，而是選擇在（日本）國內經過嚴格製作管理流程的藥劑。

- **是否為進行溫度管理的藥劑？**

  若沒有以適當溫度進行保管與處理，基因活性可能會降到 1/100。因此，嚴格的管理程序也很重要。

- **是否為一開始不會妄下定論的醫生？**

  若不進行特定種類的基因檢測，就無法得知是否有效。如果一開始就斷定「只要接受基因治療一定就能治好！」、「免疫療法會出現這樣的結果，但若是基因治療的話就會這樣」，可能需要重新考慮一下會比較保險。

溫度管理…為確保藥劑品質，以適合的設備進行管理相當重要。比方說病毒載體就必須保存在負 80 度的環境中。

確實掌握治療流程與重點

　　視身體狀況可能需要住院，但基本上只要到院進行療程即可。

　　來院時，先確認患者正在進行的治療狀況、癌症狀況、身體狀態，再詢問患者意見，以此擬定治療計畫進行治療。

🗂️➕ 很多時候會在進行後才開始檢討

　　診斷出是癌症後就立刻進行基因治療，就某些癌症來說，可能是最理想的狀態，但極為罕見。

　　一般來說，要經歷以下流程，才會接觸到基因治療。

> 1 由地方診療所或接受公司健檢時發現異常。
>
> 2 介紹到大醫院接受精密檢查。
>
> 3 確診為癌症，以 3 大療法中的某項治療方式展開治療。
>
> 4 發現轉移，開始使用抗癌藥劑。
>
> 5 抗癌藥劑無效，被醫生宣告「沒有其他治療法」，建議進行安寧治療。
>
> 6 開始尋找其它治療方式，發現即便是三、四期癌症，也能進行治療的基因治療。

　　絕大部分的情況，都是惡化到末期時「為了抓住最後一根稻草」，才會找上實施基因治療的醫療機關。

　　而這些醫療機關多半都是患者或家屬上網搜尋到的。

安寧治療…減緩因癌症所帶來的肉體、精神以及治療時所帶來苦痛的照護方式。

【基因治療的大概流程】

收集進行此療法的醫療機關相關資訊

若無擁有相關治療經驗的患者、主治醫生的介紹，就上網收集資訊（請參考 172 頁專欄 5）。

初診諮詢

在這個階段，若覺得自己跟醫生合不來，或對醫生的解說有無法認可的地方，可考慮另尋其它醫療機關。

醫生會先詢問目前的治療狀況，再針對基因治療進行詳細解說。聽取患者的需求，擬定治療計畫。

擬定治療計畫、同意書

視情況可能會進行各項檢查。

由醫生提出費用、治療時間等具體的治療計畫，若可以接受，則簽立同意書。

治療

根據治療計畫開始治療。基本上，一次療程（1～2月）會有 6 次，視患者狀況進行。

治療效果的評價

結束療程後會依血液、影像檢查來研判治療效果。再根據結果，與患者商量後續治療方針，視需要進行治療。

這是因為**大學醫院或綜合醫院等可以申請健保給付的醫療機關，基本上不會進行任何基因治療**。可提供健保診療的醫院，對被視為自由診療的基因治療多半採取消極態度，因此無法從中獲得任何有益情報。

或許會認識因肯定先端醫療的醫生，幫忙介紹有在進行基因治療的診所，不過極為罕見。

不過，由於近年來接受基因治療的患者人數增加，**說不定能請曾接受過基因治療的前輩幫忙介紹**。建議大家不妨重新檢視一下自己的人脈。

另一個途徑就是**請教保險公司**。近年來癌症相關保單陸續面世，關於癌症的先端醫療，各家保險公司應該也作了不少功課。雖然提供有益資訊的可能性並不高，不過或多或少能找到一點線索。

📁 透過初診諮詢，可看出跟醫生合不合得來

第一次就診時，醫療機關會幫忙解說何謂基因治療等基本常識。一般來說，醫生確認過患者狀態、治療經過等事項後，會針對是否適合進行基因治療、所需費用、治療時間、相關流程等概要進行說明，藉此為患者解答並消除其不安情緒。

在這個過程中最重要的就是「覺得跟自己不合的話，就要立刻尋找其它醫療機關」。雖然說相較於其他治療法，基因治療很快就能見到成效，不過還是得跟醫療人員相處很長一段時間。更何況這也關乎到自己的命，合不來的話就無須免強。

為了能快速轉換醫療機構，建議大家可以一開始就多找幾家當成候補。

治療計畫（P131）…詳實記載使用的藥物（基因種類）、投藥方式、投入藥量、
　　　　　　　　次數、期間等，盼能達到最佳效果的治療方案。

➕ 若有治療資料就能立刻展開治療

若覺得醫生的解說很有說服力，認為是值得信賴的醫療機關，就可以再次就診，請醫院提供具體的治療計畫。

同意醫院提出的具體治療方式、規劃、金額，並在同意書上簽名後，就可正式進入治療階段。

為擬訂具體的治療計畫，醫護人員必須徹底了解患者的狀態。視需要可能會進行各種精密檢查。不過，**多數接受基因治療的患者，都是為了尋求**第二意見**而前來就診。**

換句話說，這些患者都已經在其它醫院接受過影像或血液檢查，通常都不太需要重新接受檢查。

【 跟主治醫生保持聯絡 】

即便從標準治療轉換到基因治療，基於以下理由，還是必須與醫院的主治醫生保持聯絡。

- **手邊保留了患者所有的檢查數據。**
- **視基因治療的結果，或許得再次尋求主治醫生的協助。**

比方說，透過基因治療縮小腫瘤後，或許就能開刀切除。原本無效的抗癌製劑，再搭配基因治療後，或許就會有所成效。能保留越多可能性越好，所以一定要跟主治醫生保持聯絡。

第二意見…針對本身的治療，詢問非主治醫生的其他醫療機關醫生的相關意見。

📁 結束一個療程後，先觀察其效果

基因治療大多採取的都是局部注射或點滴的方式，只要接受治療時，來醫院報到就可以了。不過，視患者狀況也可能需要住院接受治療。

治療不可能 1 次就結束，通常都會分好幾個療程，一個療程會有 6 次。若與放射線、抗癌藥劑治療同時進行的話，**大約 1 ～ 2 個月會結束一個療程。**

但若因患者住在比較遠的地方等因素，也可能會進行短期集中治療。

無論是何種形式，一般來說都會考量到其身體狀況，在患者可負擔的範圍內，擬訂可見成效的治療計畫。

結束一個療程後，會進行血液或影像檢查，來確認治療是否有效。

如前所述，基因治療若有成效的話，結果很快就會顯現出來。若結束一個療程後，腫瘤還是在變大或是腫瘤標記持續上升的話，就會被視為無效治療，不會再進行下一步的療程。不會出現任何「持續治療下去，說不定哪天就會有所成效」的念頭，**並持續進行無謂的治療**。這可以說是基因治療的一大特徵。

若檢查發現腫瘤不再擴大甚至縮小，呈現一定效果的話，就可依患者意願持續治療。

只不過，長期治療會為經濟造成不小的負擔。若投入治療藥物的頻率過高，如每周投藥的話，免疫系統會將導入的基因視為「敵人」，治療成效也會因而降低。因此，**時間再長也不會超過半年到 1 年，這就是基因治療的上限。**

影像檢查…利用 CT 或 MRI 等機器拍攝出的影像，達到早期發現癌症或研判治療效果的目的。

【持續、中斷治療的判斷基準】

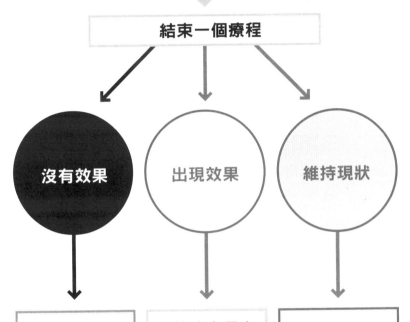

開始治療

1～2個月後

結束一個療程

沒有效果

出現效果

維持現狀

結束治療，尋找其它治療方式。

徵詢患者同意後，持續進行治療，定期追蹤其成效。

雖然沒有顯著好轉，但具有一定效果，讓人難以判斷抉擇的狀態。

放棄的話會讓癌症惡化，但經濟狀況又不允許長期治療……

認識進行基因治療時所使用的藥物

接著就來介紹癌症基因治療藥物裡到底加了哪些東西？又會在人體裡起何種作用呢？

🔧 兩大效用擊敗癌症

基因治療所使用的藥劑裡，含有肩負兩種不同任務的基因。

---

1 抑制促進癌細胞增生的「癌症基因」發揮作用的基因。
2 阻止癌細胞增生的「抑癌基因」。

上述兩種基因都會抑制癌細胞活動，讓細胞恢復正常功能。

大部分的癌症都是因為基因變異造成癌症基因與抑癌基因之間失去平衡，導致細胞無限增生所引起的。

因此，因基因治療阻斷癌細胞無限增生的循環，就會啟動細胞原本具備的自行凋亡機制，達到縮小腫瘤的效果。

下一頁開始，將介紹各種廣泛運用在治療上的基因所具備之功能。

基因變異⋯因外部、內部因素造成基因核酸序列出現變化或缺漏。

當增生、抑制失去平衡，就會演變成癌症

基因會控制正常細胞，
使其維持在絕佳的平衡狀態。

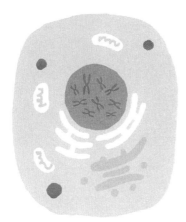

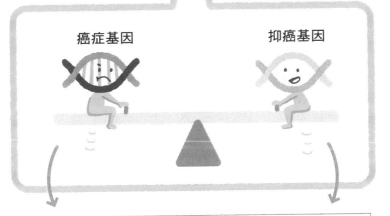

促進細胞增生的油門
適時踩一下油門，
來控制速度。

抑制細胞增生的煞車
適時踩一下煞車，
來控制速度。

癌症基因

抑癌基因

一失去平衡，細胞就會爆衝！＝癌症

基因指揮塔的 p53

　　p53 是一種抑癌基因，又被稱為「基因組守護者」的存在。扮演專門負責下指令給各種基因的司令塔角色。

停止細胞增生

　　人類細胞在日常生活中都會接收到各式各樣的刺激，每天約有 3000 ～ 5000 個細胞因受到刺激而癌化。

　　這些刺激會活化 p53，並命令全身上下的基因不要讓細胞癌化。

　　具體來說，其功能包括命令有所損傷的 DNA 進行修復、擁有無法修復 DNA 的細胞就促使其凋亡、控制細胞分裂增生時的細胞週期（請參考 145 頁）等等。

　　反言之，若 p53 無法發揮作用，就會導致 DNA 有所損傷時無法進行修復，而使細胞癌化、無法讓即將癌化的細胞自行凋亡，反而惡化成癌細胞，也無法控制細胞增生周期，導致異常增生，進而導致細胞癌化。

　　有研究指出半數癌症患者體內的 p53 都出現變異，末期患者占的比例更高。因此，**讓 p53 成為癌症治療中最受到重視的基因之一**。

DNA 進行修復…發現基因出現變異，自行在細胞內進行修復的機構。

【角色多元的 p53】

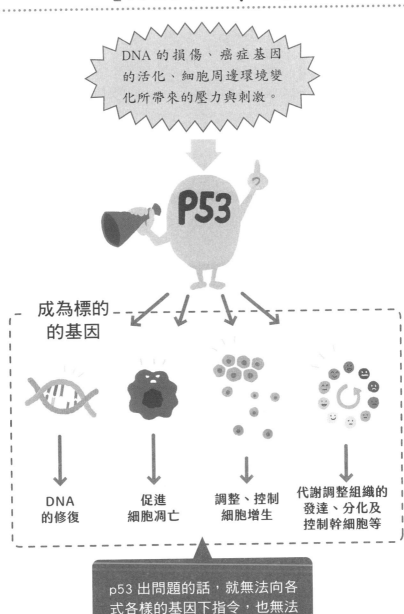

DNA 的損傷、癌症基因的活化、細胞周邊環境變化所帶來的壓力與刺激。

P53

成為標的的基因

DNA
的修復

促進
細胞凋亡

調整、控制
細胞增生

代謝調整組織的
發達、分化及
控制幹細胞等

p53 出問題的話，就無法向各式各樣的基因下指令，也無法阻止細胞癌化。

調節細胞凋亡的 PTEN

PTEN 是可以間接控制細胞凋亡或增生的抑癌基因之一。

📁 細胞增生與凋亡

細胞中含有一種名為 Akt 的酵素。Akt 可調節細胞分裂,主要是負責媒介細胞的生存(增生)。但若 Akt 過度活化,會讓原本應該要淘汰的細胞躲過了凋亡這一關,並促進細胞增生,與癌症的生成息息相關。

能控制 Akt 一切行動的就是 PTEN。

PTEN 為阻止 Akt 過度活躍,會在半路上攔截外部傳給 Akt 的「快增加吧!避免出現細胞凋亡!」這個資訊。

PTEN 出現變異無法正常運作的話,就無法攔截這些資訊。這樣會讓 Akt 的活化,造成已經癌化的細胞不會被消滅,反而持續大量增生。

基因治療就是透過從外界導入正常的 PTEN,藉此再次控制 Akt,找回身體原有的細胞凋亡、細胞增生控制功能,以達治癒癌症的效果。

Akt⋯抑制細胞凋亡,活化細胞增生功能。

【 PTEN 的功用 】

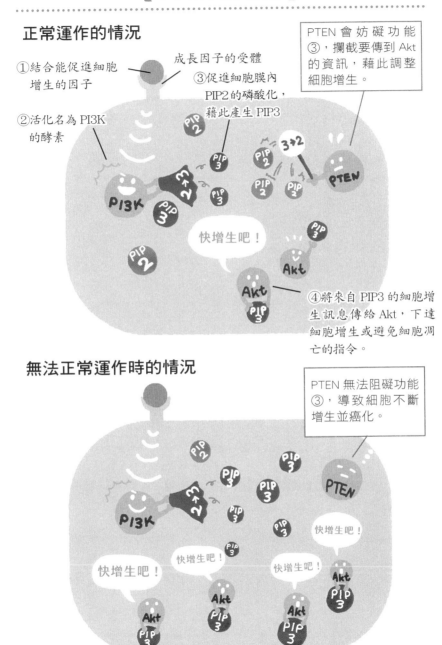

正常運作的情況

① 結合能促進細胞增生的因子

成長因子的受體

③ 促進細胞膜內 PIP2 的磷酸化，藉此產生 PIP3

② 活化名為 PI3K 的酵素

PTEN 會妨礙功能③，攔截要傳到 Akt 的資訊，藉此調整細胞增生。

快增生吧！

④ 將來自 PIP3 的細胞增生訊息傳給 Akt，下達細胞增生或避免細胞凋亡的指令。

無法正常運作時的情況

PTEN 無法阻礙功能③，導致細胞不斷增生並癌化。

快增生吧！

打開死亡受體的 TRAIL

TRAIL 是從癌細胞外側促進細胞自行凋亡的蛋白質。

➕ 只會鎖定癌細胞使其自行滅絕

能在與名為**死亡受體**（Death Receptor，DR）的細胞表面受體結合後，發送出促進癌細胞自殺訊息的就是 TRAIL。免疫細胞裡的 NK 細胞也是攻擊癌細胞時的武器之一。

TRAIL 是「腫瘤壞死因子相關凋亡誘導**配體**的英文字母縮寫。

TRAIL 製造出的死亡受體所形成的訊號通路可讓各式癌細胞自行凋亡，但不會對正常細胞造成任何影響。

這是因為 TRAIL 所附著的受體，大多附著在癌細胞上，正常細胞幾乎看不到。

不會影響到正常細胞，**只瞄準癌細胞進行攻擊**，就是 TRAIL 的優點。

在 TRAIL 遭到破壞的老鼠實驗中，致癌與轉移機率都會增加。因此，可期待導入 TRAIL 後帶來的癌症預防或抑制轉移等效果。

死亡受體…能與可誘導細胞凋亡的物質結合，位於細胞表面的受體。
配體…只會附著在特定受體上的物質。

【TRAIL 與死亡受體】

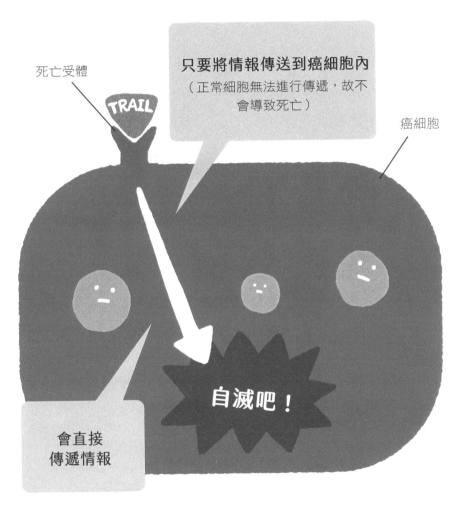

正常細胞裡幾乎看不到死亡受體，TRAIL 只會附著在癌細胞上，誘導細胞邁向死亡，因此不會對正常細胞造成任何影響。

破壞細胞增生因子的 Cdc6shRNA

可避免名為 Cdc6 可促進細胞增生的蛋白質過剩，藉此預防癌細胞增生並讓其自行凋亡的就是 Cdc6shRNA。

➕ 避免製造出促進細胞增生的蛋白質

Cdc6 原本應該只會在細胞週期（請參考 145 頁）初期被發現少許。若是癌細胞的話，在細胞周期期間一定會被發現。

換句話說，一直處在細胞分裂（增生）的許可開關被打開的狀態。因為開關一直開著，細胞就會無限增生。

因此，此一療法的目的就是將 Cdc6shRNA 送到癌細胞所在，**妨礙 Cdc6 的運作**。

具體來說，就是藉由破壞與 Cdc6 合成蛋白質有關的 RNA，讓 Cdc6 失去功能。這個技術就稱為「RNA 干擾」。

所謂的 RNA 干擾就是藉由導入目標基因與核酸序列相同的雙股 RNA，讓該基因失去功能的現象。發現這個現象的安德魯·法厄與客雷格·梅洛兩人於 2006 年得到諾貝爾獎。

RNA…擁有與 DNA 相似的構造，負責傳達 DNA 情報或合成蛋白質。

【 攻擊因 RNA 干擾出現的 Cdc6 蛋白質 】

為了讓 Cdc6 蛋白質促進細胞增生，第一步就是要將基因
複寫到名為 RNA 的物質上（轉錄）。再以這 RNA 來製造
Cdc6 蛋白質（轉譯），就能發揮其功能。

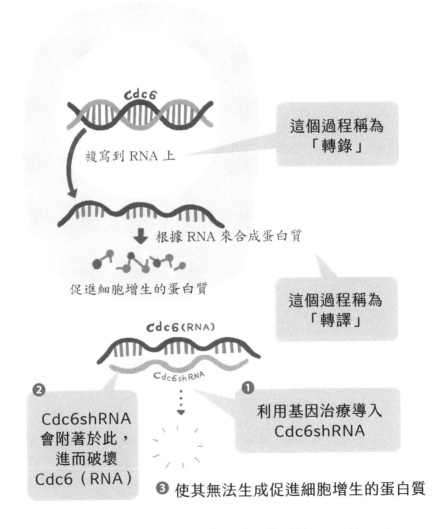

這個過程稱為「轉錄」

複寫到 RNA 上

根據 RNA 來合成蛋白質

促進細胞增生的蛋白質

這個過程稱為「轉譯」

❷ Cdc6shRNA
會附著於此，
進而破壞
Cdc6（RNA）

❶ 利用基因治療導入
Cdc6shRNA

❸ 使其無法生成促進細胞增生的蛋白質

基因治療是❶將 Cdc6shRNA 導入癌細胞，❷破壞 Cdc6 的 RNA，
❸使其無法生成促進細胞增生的蛋白質。這也是所謂的「RNA 干擾」。

出問題時
負責停止細胞週期的 p16

細胞一分為二的細胞週期行程中，與初期調整有關的就是 p16 基因。

細胞出現異常時，細胞週期就會停止，讓細胞進入老化階段。

🩹 讓癌症候補細胞直接老化

許多癌症患者的癌細胞都是因為 p16 基因出現變異、缺損或停止活性化。因此，p16 基因被視為抑制癌症的重要基因。

視需要增生的正常細胞裡幾乎看不到 p16。但讓細胞已達分裂上限不再繼續分裂，或是細胞承受了癌化高風險的壓力時，就會突然開始運作，讓細胞停止增生。

如同大家所知，細胞的分裂、增生有其限度。據說人類細胞的分裂上限為 40～50 次。

老化細胞的功能會逐漸衰退。p16 會讓有癌化可能的細胞邁入老化階段，避免其異常增生。

若細胞承受太大的壓力，會透過 p53 所形成的管道製造出抑制細胞週期的蛋白質。而 p16 也會透過不同管道，製造出停止細胞週期的蛋白質，可說是 **p53 最強而有力的盟友**。

細胞週期…細胞一分為二時，一連串的過程。

【何謂細胞週期？】

細胞分裂增生時，會經歷如下圖所示
從 G1 期到 M 期 4 個階段的循環。

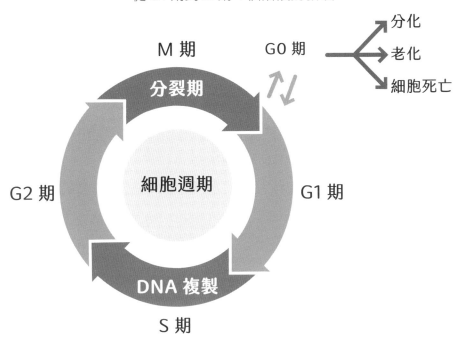

G1 期：DNA 合成準備期，判斷是否要進行細胞分裂。
S　期：進行分裂所需的 DNA 複製。
G2 期：細胞分裂的準備期。
M　期：細胞分裂期。
G0 期：未進行細胞分裂的停止期。

大部分的細胞，只會在因組織損傷等需要細胞再生時才會增生，
其他時候都處於 G0 期的狀態。
細胞週期中與 p16 有關的就是 G1 期。
換句話說，p16 的功用就是在細胞週期的初期停止增生循環，
避免癌細胞無限增生。

基因組守護神 p53 與 MDM2 基因 之間的微妙關係

■ 最重要的抑癌基因 p53

已經在 136 頁解說過的 p53，在癌症基因治療中是相當重要的存在。

細胞受到傷害時就會自行活化，指示各基因進行 DNA 修復或停止細胞週期，若認為無法修復時，就促使其自行凋亡等，具有高度且精密的功能。

與 p53 息息相關的基因就是 MDM2。

細胞沒有受到任何壓力時，p53 的活性會控制在最小限度。這是 MDM2 為了不讓 p53 過剩，因而抑制其功能或進行分解。

在沒有壓力的情況下，正常細胞裡的 p53 依舊活躍的話，反而會傷到身體。缺了 p53 的白老鼠雖然罹癌機率高，但還是活得很好，但缺了 MDM2 的白老鼠卻死了。

■ p53 基因的構造

癌症患者的細胞內累積了許多出現變異的 p53。這是因為 p53 變異導致 MDM2 無法正常運作，進而無法分解這些異常的 p53。

基因治療的目標之一就是透過導入正常的 p53，找回 MDM2 原本擁有的高度精密功能，進而喚回 p53 原有的機能。

另外，雖然 p53 是最重要的抑癌基因，但並非所有癌症都會造成其變異。有些癌症跟 p53 有關，有些卻無關。因此，根據最確切的資料來進行治療非常重要。

第 **6** 章

基因治療現況①

〔醫生心聲〕

在理論上堪稱完美的治療方式，若沒有實際成績的話，
一點意義都沒有。究竟基因治療該如何運用？又會發揮
多大威力呢？就來聽聽醫療現場最真實的聲音吧！

請教專家
基因治療的現狀與未來

　　基因治療的定位，在日本與海外有何不同？今後又會如何進化呢？就來請教此一領域的專家、兵庫醫科大學先端醫學研究所後藤教授。

教授介紹

後藤章暢　教授

兵庫醫科大學先端醫學研究所教授（細胞、基因治療部門）

從基因治療草創期開始就已投入其中。目前的身分不單只是研究者、臨床醫師，藉由各種推廣活動，更讓他成為日本基因治療界首屈一指的代表人物。

Q 用一句話來解釋基因治療？

　　一般來說，將外部基因導入發病原因來自基因異常的患者細胞內，藉此恢復正常機能把病治好的治療方式，就稱為基因治療。

　　換句話說，基因治療並非「對基因進行治療」而是「從外部導入基因，藉此提升治療效果」。

　　但就現狀而言，此一定義也逐漸落伍，應隨著日新月異的醫療技術有所更新。

Q 請簡單介紹一下基因治療的歷史。

　　首先是基因治療的起源。雖然目前尚未有所定論，但我認為可以追溯到詹姆士·華生與佛朗西斯·克里克發現 DNA 雙螺旋

DNA 雙螺旋結構…DNA 的分子構造。這項發現讓醫學、生物學研究有了重大發展。

結構的 1953 年。

　　正式用在治療上的話，應該是 1980 年加州大學醫療團隊嘗試將珠蛋白基因導入乙型地中海貧血患者的失敗案例。不過，目前醫界公認的還是 1990 年美國腺核苷去胺酶（ADA）缺損症患者接受基因治療後，展現一定成果的病例（請參考 64 頁）。

　　癌症治療的全球首例則是 1991 年將使用了 TIL（淋巴球）細胞的 TNF（腫瘤壞死因子）基因導入黑色素瘤患者體內的病例。

　　日本首例則是 1995 年於北海道大學醫學部附屬醫院所進行的 ADA 缺損症患者治療。

　　當時為了進行治療，北海道大學提出了臨床試驗申請。1993 年當時的厚生省便藉此擬訂了基因治療指導方針。隔年文科省（現在的文部省）也制訂了指導方針並加以認可。不過，相較於 1985 年早已制訂相關方針的美國，日本的起步其實晚了許多。

　　日本首例癌症基因治療則是 1998 年東京大學醫科學研究所的腎臟癌治療，使用的是俗稱「免疫基因治療」的 GM-CSF（顆粒單核球群落刺激生長因子）。

　　岡山大學也在同 1 年進行了導入 p53 的肺癌治療。上述病例治療法的研發工作，我也有幸參與其中，將相關技術帶進日本時，也曾跟美方進行過交涉。

　　2000 年前後因為一些意外事故與嚴重副作用，讓基因治療出了點問題。不過，那之後各國獲得認可的藥物陸續面世。美國於 2008 年以腺相關病毒載體來治療萊伯氏先天性黑蒙症的案例，獲得驚人成果，2009 年法國使用慢病毒載體所進行的腎上腺腦白質失養症（ALD）基因治療也有不錯的成效等，出現許多成功案例。

黑色素瘤…惡性黑色素瘤。皮膚癌的一種，好發於白色人種。
萊伯氏先天性黑養症…基因異常所引起的先天性視力障礙。

Q 日本與國外對基因治療的認識有不一樣的地方嗎？

縱然是基因治療技術相當先進的美國，對基因治療的認知也尚未遍及全國。即便如此，較**有健康意識的人們已經擁有「基因治療與手術、放射線同為癌症治療『選項』」的認識。**

相較於美國，日本社會對基因治療的認識尚未普遍，但業界裡已經出現相同說法。

到目前為止，相較於歐美，日本類似基因治療藥物這樣的**生物醫藥品**，似乎晚了許多，我對這點甚感憂心。雖然我一直鼓吹製藥公司「一起合作」，但沒有一家公司抱持肯定態度。

最近總算出現幾家有興趣的製藥公司，不過已經晚歐美十年，甚至二十年。

雖然近年來對基因治療的認識也在開業醫師中逐漸拓展開來，但以健保給付為主的大醫院醫生們，多採否定態度。就算聽過基因治療卻擁有正確知識的卻少知又少。

Q 為什麼會差這麼多？

雖然原因有很多，不過我認為這應該是治療費用多以健保等保險制度來支付的日本與必須自費治療的國家在想法上的差異。

在日本，無論是醫生或患者，都想從有健保給付的手術、放射線治療、化療中挑選出適合的治療方式。日本國民也沒有開口問主治醫生：「難道沒有其他治療方式了嗎？」的習慣。

不過，像美國這些沒有健保的國家，無論是 3 大療法或基因治療都所費不貲，因此無須拘泥於 3 大療法。

腎上腺腦白質失養症（ALD：Adrenoleukodystrophy）（P149）…
特徵為中樞神經的白質與腎上腺出現障礙的男性所特有的遺傳性疾病，為政府公告之罕見疾病。

調查過所有選項後，跟醫師討論自己能接受的治療方式。因為是以最謹慎公正的態度進行調查與檢討，對基因治療的認識高於日本也是理所當然的。

而經常因工作緣故到海外出差的日本人裡，也有人對基因治療瞭若指掌。

Q 聽說也有認為基因治療根本沒用的醫生？

的確也有無效的案例，但就評價方式來說，我認為並不公平，一般來說，之所以會進行基因治療，幾乎都是因為癌症已經惡化到連 3 大療法都無法挽回的程度。

無法進行手術、放射線療法，就連抗癌藥劑都無效。在這種情況下接受基因治療的患者不幸過世時，出現「你看！就說基因治療沒用了吧！」的聲音，其實並不公平。

這其實也適用於大多數的治療方式。**癌症惡化程度不同，治療效果也會有所改變。**

比方說，若是要摘除還沒轉移的癌細胞，沒有比手術更好的選項。但若小小的癌細胞隨著血液轉移到其他地方的話，就算開刀也沒有任何意義。對早期癌症來說效果超好的手術，隨著情況的惡化也會逐漸失去效力。

基因治療也是一樣。隨著使用時機或者是否併用其他治療方式，就會出現不一樣的效果。雖然可以運用在不同的癌症分期，但就治療效果來說，當然是越早期越好。

生物醫藥品（P150）⋯使用生物材料與最先端的生物技術製造而成的醫藥品。

Q 原本的使用時機是癌症早期？

請容許我再強調一下，基本上無論哪個分期皆可使用基因治療。以此為前提，我目前正在進行的計畫是用於預防方面。

隨著醫學技術的進步，日本已經成為長壽大國。遺憾的是元氣十足、健康長壽的時間，並沒有平均壽命來得長。

為了避免罹患癌症，健康地走向人生終點，希望在不久後，就能看到檢查發現「繼續這樣下去，就會變成癌症」時，就立刻進行基因治療的時代來臨。

Q 該如何改變日本目前的狀況？

若想改變現今的醫療界，就必須仰賴患者以及全日本人民的力量。

雖然醫界裡有人極力否認其存在，但承認基因治療的效果與存在意義的醫療相關人員也逐漸增加。最重要的是只要患者提出要求的話，大部分的醫生都會聽進去。至少自行開業的醫生對此有一定程度的接受。

患者能做的並非只能乖乖聽醫生的話，然後依照指示進行手術、放射線與化療，而是要收集正確情報。若有許多患者跟醫生提出「要不要基因治療同時進行？」「沒有免疫療法或溫熱療法的選項嗎？」等建議，**醫生們的看法應該也會有所改變**。

若沒有實際運用的話，治療永遠不會獲得評價。反言之，若越來越多人用的話，基因治療的正面評價也會逐漸擴散開來。

溫熱療法⋯利用癌細胞怕熱的特質所進行的治療方式。

Q 將來有可能取代 3 大療法嗎？

雖然我認為基因治療的用途會越來越廣，但並不認為可以完全取代 3 大療法。

再說，最重要的是無論使用何種治療方式都要把病治好。雖然我認為基因治療是相當優秀的治療方式，但並**不能單靠基因治療來對抗癌症，也必須搭配其他治療方式。**

以足球為例，無論拿到幾張黃牌（＝手術後的疼痛、抗癌藥劑的副作用、高額的基因治療等），只要能贏得最終勝利（＝病情獲得改善）就可以了。我是這麼認為的。

Q 基因治療今後會如何進化？

單以治療法來看的話，技術層面當然會越來越進步。最後可能不只癌症，包含遺傳性疾病等的各式疾病都能適用。

主要對象就是目前讓人感到棘手的疾病。比方說，失智症。雖然已經在進行部分臨床研究，但因為患者人數眾多，今後會釐清到更多事實。

就細節來說，應該會讓藥劑導入方式變得更加簡便。

原本基因治療使用的就是不會造成太大痛苦的注射、點滴等導入方式。今後或許可能研發出吸入劑等沒有任何侵襲性的導入法。

比方說，類似感冒藥的錠劑口服藥、貼在皮膚上經皮膚吸收的貼布藥劑。**若導入方式變得更加簡便的話，就能成為更加平易近人的治療法。**

侵襲性…可能會打亂身體內部環境慣常性的刺激。會對身體造成傷害的事物。

單靠基因治療
讓癌症腫瘤標記恢復正常

接下來要介紹實際進行過基因治療有實際成績的醫療機關實例。

治療實例 ①、② | 資訊提供

甲　陽平　先生

醫療法人輝鳳會・池袋診所　理事長

利用人體原本就具備的基因→免疫的防禦機制，以此降低副作用的治療方式為基本概念，研發出以 NK（自然殺手）細胞療法為首的各式免疫療法等，自製癌症疫苗療法等副作用較少的治療方式。

首先單靠基因治療讓癌症腫瘤標記恢復正常的病例。

・患者資料：罹患胰臟癌的 57 歲男性。
・就醫經過：已接受胰臟癌手術，就醫是為了預防復發、轉移。

因 p16 與 p53 呈現陽性反應，因而轉為基因治療

◆首先想請教是如何得知罹癌？

甲理事長（以下皆同）：原本就是糖尿病患者，因胃部感到不適，便找熟識的醫師就診。血液檢查的結果，發現肝功能異常後，便到大醫院接受進一步的精密檢查，最後診斷出是胰臟癌。

◆那麼應該有接受過胰臟癌手術吧？

是的。其實這位病患畢業於齒科大學，本身具有一定的醫療常識。開刀前就已經來找我們，說手術完想接受免疫治療。

胰臟癌…罹癌器官為位於胃部後方的胰臟。因不易察覺，故被稱為生存率極低的癌症。

◆手術後就只有接受基因治療嗎？

聽說病人本身也接受過抗癌藥劑，在其它診所也接受過自製癌症疫苗療法。在本院一開始是進行 NK 細胞療法與高劑量維他命 C 療法。

◆為什麼中途會轉為基因治療？

一開始腫瘤標記也曾下降，但不久後數值又緩慢上升。讓患者發現正在進行的療法無法控制癌症的惡化。因此正在考慮是否要改用其它治療方式，再對照在其它診所進行的檢查結果，發現 p16 與 p53 呈現陽性反應，於是決定改採用基因治療。

◆想請教具體的治療方式？

一般來說，使用的是 3 種藥物混合而成的基因治療藥劑，分成 6 次一個療程投入。但在支付相同金額的情況下，希望可以投入更多種類的藥劑。於是，中途便減少成只使用 p16 與 p53 兩種藥劑，但投入次數增加為 9 次，並非常見的 3 種 ×6 次，而是 2 種 ×9 次。

【關於 NK 細胞療法】

NK 細胞是人類與生俱來就擁有的自然免疫淋巴球之一。扮演監視體內狀況的角色，一發現癌細胞或病毒就立即發動攻擊。

將從患者體內抽出的血液中所含有的 NK 細胞大量培養活化後，再以點滴方式注入體內的治療方式，就是所謂的 NK 細胞療法。

而免疫療法的特色包括：因為使用的是患者原本就擁有的免疫細胞，自然不會有太多副作用。另外，用的就是免疫療法裡，對癌細胞具有高殺傷力的細胞，短時間就能看出效果等。

雖然 NK 細胞的增生具有一定困難度，但癌症治療效果十分值得期待，因而成為深受矚目的治療方式之一。

高劑量維他命 C 療法…透過提高血液中的維他命C濃度，有選擇性地攻擊癌細胞。詳情請見 100 頁。

【關於腫瘤標記檢查】

腫瘤標記是隨癌症惡化而增加的特殊物質，可從血液等測得其數值。透過此一數值來了解癌症惡化狀況以及推估治療效果，就是腫瘤標記所扮演的角色。

腫瘤標記依癌症種類有所不同，若要研判是否正常，都有各自的標準值。

比方說

CA19-9（胰臟癌等）	標準值為 37.0U/ml 以下。
CEA（腸胃癌等）	標準值為 5.0ng/ml 以下。
CA125（婦癌等）	標準值為 35.0U/ml 以下、停經後 20.0U/ml 以下。

◆腫瘤標記的變化狀況？

進行免疫療法開始上升時 CEA 是 8.9，1 個月後是 9.7，2 個月後是 10.2。基因治療則是於第三個月開始進行，1 個月後就降到 8.2，感覺效果還不錯。

不過，完成第一個療程後，這位患者便停止治療。一暫停其數值又從 8.7 跳到 9.2 甚至 10.4，每個月持續上升。因為看到破 10 而感到害怕的患者又重新展開基因治療，1 個月後又降到 8.7。接下來也以 8.6、7.5、6.5……的數據持續下降。重新展開治療後的 10 個月，就降到正常值 5.0 以下。

---

p16、p53（P155）…抑癌基因的名稱。

◆其它治療方式都無效嗎？

暫停基因治療前，都有持續服用抗癌藥劑 TS-1，但數值卻持續上升，就會讓人感覺這些療法「完全沒用」。因此就停掉 TS-1，以免疫療法為主。

◆花了多久時間進行治療？

目前也在持續進行治療，去掉暫停期間的話，進行了將近 1 年。持續這麼長一段時間，我想免疫系統差不多要開始將治療藥物視為「敵人」，可能會出現所謂的免疫反應。

◆患者狀況如何？

數值一降低，身體狀況就還不錯，會聽到他說：「身體變輕很多。」、「食慾不錯。」目前已經可以過著跟過去差不多的日常生活了。

外表看起來很健康，根本不像是癌症患者。數值也已經降到正常值以下。不過，還是不能掉以輕心。最少還要再觀察 1 年才能安心，數值再降一點時，想請患者再做一次 CTC（循環腫瘤細胞檢查）。

◆就結論來看，基因治療是有效的嗎？

透過事先檢查發現 p16 與 p53 出問題，藉此推估只要加以修復，就有一定的效果。因此，基因治療的效果顯而易見。

能有如此顯著的效果，全要多虧患者本身具有一定的醫療知識，願意嘗試 3 大療法以外的各種治療方式。這個病例讓我們知道不只是基因治療，只要願意付諸行動，一定能找到最適合自己的治療方式。

CTC…在血液中循環的癌細胞，可做為治療效果、轉移、復發的指標。

基因治療＋放射線治療，
讓癌症腫瘤標記快速下降

在此要介紹的是從 NK 細胞療法，轉換為基因治療＋放射線療法，因而恢復健康的患者病例。

- ・患者資料：罹患胰臟癌的 62 歲女性。
- ・就醫經過：已接受胰臟癌手術，就醫是為了預防復發、轉移。

也能看到與能提高免疫的 NK 細胞療法 同時進行的效果

◆關於開始治療的過程為何？

甲理事長（以下皆同）：照胃鏡時發現胰臟體部罹癌，在醫院進行手術後為避免復發、轉移，上網搜尋後，來到本院便展開了一連串的療程。手術後也有服用抗癌藥劑。因為當時已經是手術過後的 5 個多月，便決定先進行 NK 細胞療法與自製癌症疫苗療法。

◆為什麼會改成基因治療？

一開始是每周進行兩次 NK 細胞療法，同時搭配自製癌症疫苗。NK 細胞療法是 4 個月為一個療程，休息 3 個月後，再以每月 1 次的頻率進行。不過，某天發現患者的腫瘤標記上升，CA19-9 升到 79.4。於是決定 NK 細胞療法改成每周 1 次，但 1 個月後的腫瘤標記飆漲到 152 。進行 PET-CT 的檢查後，在肝臟發現了 1.2 公分的腫瘤，於是決定進行放射線治療。不過，這會

胰臟體部⋯胰臟正中間部分。

影響到 NK 細胞療法的效用，考慮到與放射線的加乘效果，於是決定改為基因治療。

◆進行基因治療的時機？

一開始是在進行放射線治療之前，完成後，就進行了 4 次放射線治療。此時的腫瘤標記為 585.2。之後先進行 NK 細胞療法再進行基因治療，連續治療 3 天後，再切換為 NK 細胞療法。距上次檢查約 1 個月後再進行檢測，發現腫瘤標記一口氣降到 25.5。這讓我有點驚訝。3 個月後降到 14.4，再 1 個月後則是 10.6。正常值上限為 37 左右，看到這數字讓大家都鬆了一口氣。順帶一提，基因治療共 12 次，分成 2 個療程進行。

◆對本次基因治療效果的感想？

腫瘤標記之所以能急速下降，很明顯是放射線治療與基因治療同時進行的效果。所謂的基因治療，與其說是讓基因直接殺死癌細胞，不如說是打造出讓**癌細胞容易自行滅絕的環境，藉此提升放射線治療的效果。**

另外一點則是我個人的見解。我認為以 NK 細胞療法為基礎持續進行治療，能增加患者的整體免疫力，也是讓患者的腫瘤標記能急速下降的原因之一。

◆這就是所謂的加乘效果吧？

基因治療的好處除了加乘效果外，還包括能立刻進行治療這點。擁有其獨特魅力的免疫療法，也是本院所採取的治療方式之一。問題是免疫療法需花費許多時間進行培養，較難應付緊急狀況。本病例在決定進行放射線治療後，基因治療就能立刻因應，因而產生了所謂的加乘效果。讓人可以深刻體會到基因治療的優點。

培養…細菌、細胞、組織等皆以人工方式來培育與增生。

讓因罹患舌癌而腫得跟汽球一樣的臉恢復原狀

治療實例 ③、④、⑤ | 資訊提供

大島佳宣　先生

醫療法人知真會　理事長

即便是癌症四期的末期患者也不輕言放棄，成為癌症患者最後一絲希望的診所。大島醫師進行過的基因治療病例數更是日本首屈一指，最擅長的分野為與化療同時進行的基因治療。

　　要介紹的是透過基因治療與抗癌藥劑的併用，讓腫瘤在短時間縮小的實例。

- · 患者資料：罹患舌癌的 60 歲女性。
- · 就醫經過：醫院確診為第三期，害怕接受治療後外表有所變化而就醫。

結束治療後不久，食慾好到甚至吃太多

◆關於開始治療的過程為何？

　　大島理事長（以下皆同）：在醫院檢查出罹患舌癌時，已經是三期並持續惡化的狀態。煩惱是要進行手術或放射線治療，而到當地的癌症中心尋求協助時，了解到若進行手術可能會造成臉部變形、無法言語。接受放射線治療的話，可能會感染肺炎等種種後遺症。於此同時，因朋友正在本院接受治療，為了尋求其它選項而來到本院。

舌癌…口腔癌中最多人罹患的癌症。多半選擇手術或放射線療法。

聽到我說「治療費用不便宜」時，患者回應：「目前自己的存款約可支付 2 個月的費用，希望能進行 2 個月的療程。」讓我決定接下這項任務。

◆治療內容為何？

首先是在結束基因治療後，投入減量抗癌藥劑，分量約為一般用量的 3 分之 2。進行治療後，臉部嚴重腫脹，舌頭也變得很厚。動彈不得又痛苦不堪，別說吃東西、講話了，就連用嘴巴呼吸都是件苦差事。整張臉腫到就像變個人似的，醫生跟身邊的人都嚇了一大跳。

◆接下來就逐漸恢復了嗎？

結束治療 2 天後就消腫不少，舌頭也恢復到正常厚度，慢慢可以正常進食與對話。1 個月後轉移到淋巴節的腫瘤也跟著消失，2 個月後，原發病灶的腫瘤也縮小許多。開始治療後的 5 個月所進行的 PET-CT 檢查結果為「已經找不到任何癌細胞」。僅僅 2 個月的基因治療居然出現如此驚人的效果。

不過，其實中間也出了一點問題。進行治療後沒多久，出現了原因不明的肝功能衰退症狀。研判並非癌症影響，患者也若無其事般的正常進食，一高興就不小心吃太多，甚至一天攝取了 5000 大卡的熱量。為患者感到開心的同時，還是提醒她要小心。

◆目前的狀況如何？

很不幸的檢查後 1 年左右又再次復發了。這表示癌細胞並沒有完全凋亡。那之後，因經濟因素只能改採化療。

原發病灶…最初出現腫瘤的病灶、部位。

因罹患大腸癌而出現嚴重腰痛，接受治療後隨即好轉

基因治療與抗癌藥劑的組合，讓患者降期 (downstage) 的末期大腸癌病例。

- ・患者資料：罹患大腸癌的 54 歲男性。
- ・就醫經過：確診為第四期後，醫院建議進行安寧治療。但為了活下去選擇轉院。

📁 結束治療後沒多久，痛到沒辦法好好坐著的腰痛消失了

◆就診時的狀態？

大島理事長（以下皆同）：患者為大腸癌四期，肝功能也持續衰退，處於難以進行抗癌藥劑治療的狀態。一開始是因血便與腰痛，前往消化器內科接受精密檢查時，發現罹患大腸癌，並且多數轉移到肝臟，甚至併發糖尿病。經 CT 檢查後發現乙狀結腸幾乎塞滿腫瘤，情況相當緊急。最嚴重的症狀就是疼痛，痛到沒辦法坐的腰痛。

◆就診的原因？

雖為癌症末期，卻因為肝功能不全，進行抗癌藥劑治療的風險頗高。前一家醫院的主治醫生因束手無策，而勸患者進行安寧療

乙狀結腸…大腸結腸末端部分，位於左下腹部。

護。患者本人與家屬為了找出能繼續活下去的方法於是前來就醫。

◆想請教治療內容？

正如前主治醫生所說，使用抗癌藥劑有其風險。不過在患者本人與家屬的強烈要求下，採取了 Cdc6shRNA 基因治療與抗癌藥劑併用的治療方式。開始進行治療後沒多久，患者的腰痛與肛門出血的病狀都消失了。因為一開始的治療未造成肝功能惡化，於是決定持續進行基因治療與抗癌藥劑的併用療法。不過，由於患者本身的經濟因素，抗癌藥劑僅使用了 2 個月。

接受治療後第 4 天，**黃疸**幾乎消失。之後原本腫脹變形的乙狀結腸也恢復原狀，阻塞的腸內也暢通了。兩周後進行的 CA19-9 腫瘤標記也從 11100 一口氣降到 4740。

◆成效驚人啊！

狀況越來越好。短短 2 個月時間就恢復到正常飲食。若持續進行基因治療與抗癌藥劑的話，病灶縮小降期就能進行手術，另外也討論到要裝設人工肛門。

不過，患者的經濟狀況已經難以持續進行基因治療。患者本人也說想回位於東北老家，就尊重本人意願讓他回去了。擁有「既然要死的話，想死在家鄉」想法的人並不罕見，所以我也能明白他的心情。只不過站在醫生的立場，難免覺得可惜。如果再加油一下下的話……。

患者回老家前，我有介紹他當地的醫院。但回去沒多久就開始惡化，主治醫生建議進行安寧療護。因此，抱著「希望這邊能想點辦法」的念頭再次回到本院，最後卻在我們院內不幸逝世。

黃疸…血液中的膽紅素色素量增加，導致皮膚、黏膜變黃的症狀。

罹患肺癌第四期的患者恢復狀況良好，甚至可以參加運動會

接下來要介紹的是基因治療搭配低劑量放射線治療，短時間讓肺癌幾乎消失的病例。

- 患者資料：罹患肺癌的 41 歲男性。
- 就醫經過：確診為第四期後，有進行化療，但卻發現癌細胞轉移，為藉助基因治療而就醫。

📁 根據患者要求，排除抗癌藥劑，以放射線治療搭配基因治療

◆想請教患者就診的來龍去脈？

大島理事長（以下皆同）：患者因整天咳個不停，就到家附近的診所求診。診斷後疑似肺癌，轉往大學醫院檢查後，發現已經轉移到胸部周邊，確診為肺腺癌四期。因無法進行手術，便立刻展開抗癌藥劑治療。一開始，不僅原發腫瘤縮小，轉移到淋巴節的腫瘤也消失了。但經過兩輪治療後，再次發現轉移。只好放棄抗癌藥劑。為了進行基因治療，便轉到本院來。

◆就診時，患者的症狀已經惡化到何種程度？

經 CT 斷層掃描，確認右肺門的肺癌已經轉移到兩側鎖骨淋巴節、縱隔淋巴節與兩側腎上腺。

肺腺癌…肺癌裡最常見的種類，不抽菸的人也有得病的可能。

◆進行了何種治療？

以 Cdc6shRAN 基因治療搭配低劑量放射線治療。

治療期間為 3 個月，分 3 次療程。雖然我們考慮要與抗癌藥劑併用，但患者比較希望進行放射線治療。聽到這個要求時，我腦中浮現的是患者在大學醫院接受的抗癌藥劑治療，其痛苦程度遠超乎想像。再加上副作用帶來的苦痛，或許都是他抗拒的原因吧。另外，就是患者很想參加孩子運動會，這對他來說或許是最後一次了！

◆所以就放棄使用抗癌藥劑？

是的。雖然有跟患者解釋說：「這次的用量較少，不會造成太大的副作用。」不過，還是無法獲得患者的首肯，最後只能選擇放棄。基因治療與放射線治療的組合，其效果遠遠超乎我們想像。所以，我到現在依舊堅信，若多少使用一點抗癌藥劑的話，成果會更加驚人。

📁 一次療程就讓部分肺癌腫瘤消失

◆有出現那麼驚人的效果嗎？

結束 1 次療程後，咳嗽、血痰幾乎消失，肺門附近的肺癌也消失得無影無蹤。沿著上大靜脈浸潤的癌細胞、鎖骨上淋巴節的腫瘤也大幅縮小。不只是我，就連放射線科的專業醫生也感到震驚。因放射劑的劑量較低，也沒出現明顯副作用，就結果來說非常完美。

◆治療持續了多久時間？

依據一開始的規劃，完成 3 個療程後就告一段落。這位患者剛好在這時候買了房子，存款幾乎所剩無幾。因此，說完「僅剩的財產想留給家人，所以不想動用。治療費用就用自己的生命保險金來支付」的患者，結束 3 次療程就回老家了。

肺門（P164）…位於肺部入口的大支氣管。

胃癌第四期的患者降期後即將動手術

治療實例 ⑥、⑦｜資訊提供

萬　憲彰　先生

醫療法人醫新會・萬診所　院長

依據每位癌症患者的狀況，量身訂做最適合的治療方式。不會侷限於某種療法，而是採用結合了各種療法的綜合腫瘤治療。一開始只想為故鄉鳥取縣的癌症治療貢獻一份心力，但許多外縣市與國外的患者慕名而來，一舉打響其知名度。

　　在此將介紹結合了基因治療與複數治療方式，讓癌症末期患者的症狀達到降期的病例。

- ・患者資料：罹患胃癌的 57 歲男性。
- ・就醫經過：朋友介紹就醫。

🏥 第一步是以恢復食慾為目標，使用內視鏡將藥劑導入體內

◆**想請教治療前的狀態？**

　　萬院長（以下皆同）：胃癌四期而無法進食為其主訴。再晚一步或許就會變成無法經口攝取的狀態。只能將麵包用牛奶泡軟後，小口小口舔來吃。吃太多的話，還有可能會吐出來。因食物

免疫賦活劑（P167）⋯活化免疫力的藥劑。

通道的幽門阻塞，才得以發現罹患胃癌。到了這種程度，雖然沒有任何疼痛感，但出現無法進食、體重減輕等症狀的話，一般來說都會被宣告僅剩半年壽命。

◆進行哪些治療？

無法進食的話，就算進行治療，結果也不如預期。因此，第一步就是以恢復進食為目標，故選擇了可鎖定特定目標的基因治療。雖然點滴無法鎖定目標，將治療藥物送至患部，但若是消化管的話，可使用內視鏡，將藥劑直接運送到患部或者是距離患部最近的地方。這位患者也有服用抗癌藥劑，因此我認為以基因治療搭配抗癌藥劑，誘導癌細胞自行凋亡是最好的選擇。

另外，為了鎖住**免疫賦活劑**與癌細胞**糖解作用**的複合藥草，會搭配促進免疫正常化的氫吸入。

◆如何使用內視鏡將藥劑直接送到胃部？

只不過，要將藥劑直接打入癌細胞，並不是一件簡單的任務。癌細胞組織很堅硬，若勉強打入可能會導致漏液。因此，刺入位置要鎖定在癌細胞與正常細胞之間，從周遭往內開始進攻。透過癌細胞衍生出的**新生血管**等導入藥劑，或從四周以病毒載體加以感染的話，就會發揮藥效促進軟化，讓藥劑更容易打入本體。要看著血流施打也很重要。若血流是從上而下的話，就要從上方刺入。相反的話，就要從下方刺入，順著血流讓藥劑更容易抵達患部。

糖解作用…將葡萄糖加以分解後，產出細胞能量來源 ATP 的體內反應路徑。

📁 經過 9 個月的治療後，腫瘤大幅縮小，轉移病灶也消失了

◆使用了哪些基因治療藥物？

p53 與 TRAIL。頭兩次是使用內視鏡直接打入，後來的四次則是使用點滴，最後再以內視鏡進行局部注射。

◆可以看出何種程度的效果？

癌症引起的潰瘍部分消失，腫瘤也大幅縮小。

這位患者的腫瘤標記沒有上升，標記也無法成為指標，透過內視鏡影像來觀察其過程。潰瘍狀的白色病變也隨著時間消失，幾乎看不到其存在。因曾使用抗癌藥劑，可能有人想說會出現對抗癌藥劑的過敏反應。不過，9 個月的治療期間，單靠抗癌藥劑，可能不會恢復得這麼好。因為患者住得比較遠，只能進行集中治療。若住在本院附近，增加來院治療次數的話，應該就會更快出現效果。

治療效果也展現在日常生活。剛來的時候，根本吃不下任何固體食物。開始治療 2 個月後，就能一點一點慢慢進食。半年後就能吃完一份什錦燒。根本沒辦法吃東西的癌症末期患者，居然恢復到可以進食的狀態，其治療效果真的很驚人。

新生血管（P167）…新形成的血管，多見於癌細胞四周。

【 關於氫氣吸入療法 】

　　因抽菸、紫外線、壓力造成體內大量增加會攻擊細胞、基因的活性氧，與氫結合後，毒性就會消失。這就是所謂的氫氣吸入療法。作為厚生勞動省的先進醫療，有一部分已經獲得政府認可（臨床實驗的對象為院外心肺停止患者的大腦功能改善）。

　　活性氧會促進老化，造成皺紋、斑點的出現，更是造成各種大小疾病的原因。除了會引發動脈硬化、腦梗塞、心肌梗塞、第二型糖尿病、風濕等疾病外，更是致癌的原因之一。

　　因具有減輕抗癌藥劑的副作用、改善體質預防癌症等效果，因而成為深受矚目的治療法。

◆可以將其視為是基因治療的成果嗎？

　　我認為是因為進行了複合式治療才能將效果提升到如此程度。

　　每項治療都扮演不同的角色。比方說，抗癌藥劑的任務是下達癌細胞自行凋亡的指令。基因治療是要打造出讓指令更容易傳達的環境，複合藥草是阻斷癌細胞的能量。氫負責去除活性氧，讓抗癌藥劑能維持得更久。而這種種要素都發揮了其效用，才能達到如此效果。

◆想請教今後的治療方針

　　腫瘤大幅縮小、轉移病灶的消失等，看得出病情已經逐漸恢復。從二期改善至降期，就能進行手術，取出胃部腫瘤是當前的目標。若能完成此一目標，就能前進到下一個治療階段：預防復發。

活性氧…讓體內更容易酸化（老化）的氧，據說也是造成癌症的原因。。

被宣告只剩 3 個月壽命的膽囊癌患者，過了一年還是精神百倍

棘手的膽囊癌末期患者，因定居海外，接受治療時間有限的惡劣條件下，出現顯著效果的病例。

> ・患者資料：罹患膽囊癌的 74 歲女性。

📁 **為了配合無法長期居留日本的的外國人患者，而選擇了基因治療。**

◆首先，想請教前來就診的來龍去脈？

萬院長（以下皆同）：這位患者是中國女性，因膽囊附近感到疼痛便在當地醫院就診。不管是哪家醫院，都說是膽結石。最後就診的大學醫院建議「以腹腔鏡取出結石」，但診斷後發現是膽囊癌。來本院求診時，已經出現 3、4 公分的腫瘤。

◆聽說膽囊癌很棘手？

之所以棘手是因為初期幾乎沒什麼症狀，不容易察覺。四周又有多條重要血管，手術難度相當高。無法開刀的話，就會改用抗癌藥劑治療，問題是大部分的藥劑都無法發揮太大效用。簡單來說，就是沒什麼有效的治療方式。棘手程度跟胰臟癌差不多。

另外，因為是從中國來的患者，待在日本的時間有限。無法接受需花時間培養製劑的免疫療法，於是決定以基因治療為主展開治療。

膽囊癌…儲存肝臟分泌膽汁的膽囊癌症。

☑️ 在基因治療的協助下，讓腫瘤逐漸縮小

◆基因治療的成效如何？

就結果來看，若以基因治療為主的話，幾乎看不到什麼效果。雖然在極短時間內完成了 6 次注射，但結束治療後的幾個月，腫瘤越來越大，甚至大到肋骨附近。

因此，我們決定大幅改變治療方針，建議患者延長留日時間，改採用免疫治療搭配複合藥草的治療方式。短短 2 個月，腫瘤就縮小到讓人無法相信的程度。

因癌症出現浸潤的十二指腸也變得乾淨溜溜。

這位一開始被宣告只剩下三個月壽命的女性患者，經過 1 年多的治療依舊精神奕奕，目前也持續到本院接受治療。

◆感覺基因治療沒什麼效果？

我其實不這麼認為。的確是在改變治療方式後，腫瘤才開始縮小。不過，之所以會有如此成效，是因為在那之前先透過基因治療重新喚回基因的功能。若非如此，短時間內應該不會出現如此驚人的成效。這也是將以基因治療為首的各式治療方式加以組合後呈現出的治療效果。

其實，我曾經將這個病例傳給某位醫生，看過以後他回了我一封「沒有用到任何全身性的抗癌藥劑，還能有這樣的結果，只能說佩服」的簡訊。可以說是在完全沒有使用到 3 大療法的情況下，出現極具戲劇性效果的病例。

十二指腸…連接胃與小腸的消化管。

若想選擇自己認可的治療，必須留意隨時更新的癌症資訊

■ 不想後悔的話，一定要盡量收集值得信賴的資訊

網路上的癌症相關資訊雖然會不斷更新，但其內容好壞良莠不齊。為了找出最適合自己的治療方式，可隨時查詢下面列舉的幾個信用度高的網站。（◎編註：此處以日本為主，台灣部分請參考 188 頁資料③）

國立癌症研究中心：癌症資訊中心
http://ganjoho.jp/public/index.html
網站上詳細記載了各種癌症資訊、治療方式、檢測方式以及預後資訊。

癌症研究會有明病院：癌症相關資訊
http://www.jfcr.or.jp/hospital/cancer/type/index.html
網站裡記載了包括各種癌症的診療、治療方式與特徵，以及癌症與遺傳的關係。

基因治療研究會
http://idenshi-doctors.org
可在此查詢癌症基因治療的資訊、由專家進行治療的醫療機關情報。

國際醫學情報中心
http://www.imic.or.jp
將美國最先端的癌症治療情報翻譯成日文，讓大家獲得最新資訊。

CANCERNET JAPAN
http://www.cancernet.jp
除了癌症情報外，也會提供日本各地舉辦的座談會或活動資訊。

美國國立癌症研究所
http://www.cancer.gov
能獲得美國最新癌症研究資訊的英文網站。

日本抗癌協會
http://www.jcancer.jp
專門舉辦患者聚會、各項活動、啟蒙活動等，日本最具代表性的民間團體。

日本臨終關懷安寧療護協會
http://www.hpcj.org
提供進行臨終關懷、安寧療護的醫療機構與安寧療護的相關資訊。

第 **7** 章

基因治療現況②

∨

〔患者心聲〕

在目前已經出現各種癌症治療方式的情況下，為什麼會選擇基因治療呢？

關於這個問題，就請從癌症四期的鬼門關活著走出來的倖存者們來分享選擇基因治療的來龍去脈、治療經過與具體成效吧！

罹患末期子宮癌，
但短短半年便有所改善

接下來介紹的都是接受基因治療的癌症患者帶來的分享。第一位是搭配抗癌藥劑，在短時間內就讓原發病灶消失無影蹤的患者。

· 患者資料：罹患子宮癌的 40 歲女性。
· 就醫經過：朋友建議下就醫。

📁 **在朋友的建議下，從一開始就選擇與基因治療同時進行**

◆ **得知罹患癌症的契機是因為身體不適？**

是的。因工作緣故到外地出差時，下體突然大出血。出血狀況與生理期截然不同，是過去從未有過的異常出血量，讓我嚇了一大跳。原本想說是那陣子工作太忙，身體因此累壞。想說不會痛，用生理用品處理妥當後就出門工作了。

隔天就結束出差回到家了，雖然還是很不舒服卻沒空看醫生。差不多過了 2 個禮拜後，才到鎮上的婦科診所求診。進行過超音波檢查、細胞學檢查後，醫院說一周後就會知道結果。

不過，還不到一個禮拜，醫院就打電話來叫我立刻趕過去。因為在診所這檢測出可能是癌症，就幫我寫介紹信，建議我到大醫院接受更進一步的精密檢查。

細胞學檢查…採取疑似患部位置的細胞，以顯微鏡確認是否罹癌。

到了診所介紹的綜合醫院後再次接受細胞學檢查，接著就是陰道鏡檢查、CT與MRI檢查，最後則是PET（正子斷層掃描）檢查。結果確定是癌症，且被告知是近似子宮體癌的子宮頸癌第4期b。

◆聽說您一開始就決定基因治療與其它治療法併用的方式？

這是因為剛好有個值得信賴的朋友很了解基因治療等癌症治療方式，他給了我不少建議。

然而就診的綜合醫院建議我以放射線治療搭配抗癌藥劑的方式進行治療，但我自己查了一下卻找不到順利康復的病例，讓我覺得很不安。

◆一開始決定接受基因治療時，沒有半點遲疑嗎？

當然有。雖然聽完說明後很想試試看，畢竟價格不便宜也查不到哪種治療方式比較好，所以那時候還蠻猶豫的。

不過，最後還是決定相信我那個朋友，在朋友的建議下選擇了基因治療。

才5個月左右，病情就好轉了

◆請說明一下整個治療過程

首先，由於我不想接受放射線治療搭配抗癌藥劑的治療，所以就在別家醫院進行抗癌藥劑的治療。就是所謂的基因治療與抗癌藥劑的組合。

我設定的目標當然是完全康復，不過由於已經轉移到很多地方，便先以讓身體恢復到能進行手術的狀態為目標，而展開治療。已經轉移的小癌細胞就利用基因治療與抗癌藥劑加以消滅，原發病灶的子宮癌也慢慢縮小。因此，當初的規劃是讓癌症從第四期b慢慢恢復到三期、二期，最後再開刀將原發病灶的腫瘤取出。

陰道鏡檢查…將醋酸塗抹在子宮頸部後，以擴大鏡觀察其變化的檢查。

治療則是配合抗癌藥劑的時程，施打前先進行基因治療。抗癌藥劑的頻率約三周一次。

◆出現效果了嗎？

開始治療後不到 2 個月，接受 MRI 檢查時，就已經發現原發病灶的腫瘤逐漸縮小。開始後 3 個半月，接受細胞學檢查時發現已經找不到任何癌細胞，恢復得差不多了。

抱著「該不會……」的想法與緊張心情，在接受細胞學檢查的下個月，也就是接受治療滿 5 個月之際，以 PET 檢查來診斷全身狀況。結果發現包括轉移的癌細胞在內，通通都消失得無影無蹤。

◆這表示只要 5 個月就能大幅改善嗎？

雖然那之後某個轉移部位再次復發，不過那時候恢復的狀況相當不錯。

雖然沒想到會恢復得這麼快，但第二次、第三次的腫瘤標記都持續下降。看到這些，讓我有了「說不定會成功」的預感。

即將進行治療前，患者的腫瘤標記 CEA 為 176，1 個月後降到 49，2 個月後降到 16 ，2 個半月後來到 8.4，3 個半月後進行細胞檢測時是 4.3，已經低於正常值了。

而治療前的 CA125 是 141，1 個月後接受檢查時已經低於正常值的 35，來到 26，讓我很有感。

◆基因治療只有進行一個療程嗎？

恢復情況良好那次，的確是這樣沒錯。不過，其實我少去了兩次。在進行確認恢復狀況良好的 PET 檢查前，我其實接受了 8 次抗癌藥劑治療，但基因治療只有 6 次。所以，應該說是剛好完成了一次療程。

MRI…利用強力磁石與電波，將體內狀況以剖面圖呈現的檢查方式。不會受到任何輻射傷害。

還被朋友罵說：「怎麼可以少去兩次！（笑）」

🗂️➕ 停止基因治療後，抗癌藥劑的副作用變得很明顯

◆治療前後的自覺症狀有何變化？

事實上，除了出血外沒有什麼明顯的自覺症狀。接受治療前，出血現象也是時有時無，展開療程後就停了。

至於其他自覺症狀，真要說的話，就是出血的 1 個月前，出現水狀分泌物。另外，就是容易感到累吧？出血前 3 個月，到常去的遊樂園玩時，平常回家不管怎麼走都不覺得累，但那時候連走都沒辦法走。原本還想說是自己年紀大了，沒想到是因為癌症。治療後，這樣的症狀也獲得改善。

◆對日常生活有何影響？

幾乎沒有。就我的情況來說，因為癌細胞是隨著淋巴轉移的，但跟轉移到骨頭的情況不同，完全沒有任何疼痛感，算是很幸運的了。

雖然是第四期 b，但幾乎沒有任何自覺症狀。連我弟一直到最後都還在懷疑「你真的已經末期了嗎？（笑）」。

公司也跟我說：「不舒服的話，隨時可以請假。」不過，除了接受治療時會請假外，平日都正常上下班。

開始覺得不舒服是在停止基因治療，只進行抗癌藥劑治療之後。主治醫生說：「抗癌藥劑的副作用，就是可能會覺得噁心跟腳麻麻的。」

腫瘤標記（P176）…癌細胞釋放出的特殊物質，主要是釋放到血液中的物質總稱。

不過，**搭配基因治療進行治療時，就不會出現這些症狀。**

不知為何，一結束基因治療，就覺得胸口悶悶的、腳麻麻的，開始出現醫生說的副作用。這些副作用真的讓人很難過，雖然次數不多，但害我不得不跟公司請假。

不瞞大家說，出現這些副作用前，我對基因治療的療效有點半信半疑。不過，經歷了痛苦的副作用後，我第一次覺得「啊！基因治療還是有效的」。

📁 最難熬的是被網路資訊耍得團團轉的治療開始前後

◆所以，最痛苦的是結束基因治療後囉？

就生理層面來說，的確是這樣沒錯。不過，就心理層面來看，最痛苦的是宣布罹癌的那一刻。

在那之前，從沒想過自己會罹患癌症。因此，被醫生宣告是第四期 b 時，真的不知道該怎麼辦才好。最痛苦的就是看不到未來，當時的我幾乎每晚失眠。

白天只要一個人獨處，就會不自覺地想著自己生病的事。等我回過神來，發現自己居然在用智慧型手機搜尋「子宮頸癌存活率」，還找到「四期的話，5 年存活率就只有這樣」。「若以開刀切除轉移部位的話，淋巴也會一併取出。這會導致兩腿水腫到無法行走」。看到這個，讓我的恐懼逐漸演變成不安。現在仔細回想，當初真的是被網路資訊耍得團團轉。

存活率⋯從診斷開始到一定期間後存活的機率。癌症的話，最常用的指標就是 5 年存活率。

◆什麼時候才走出低潮？

應該是看到接受治療後的腫瘤標記那時候吧。數值下降的速度，快到讓人有點不敢置信。因此有了說不定會沒事的想法，感覺看到一線希望。

◆您剛剛有提到復發的事？

是的。4 個月前腫瘤標記又上升，隔周進行 PET 檢查時，照到類似癌症的陰影，是在轉移的癌細胞裡最大的一個。因為確認是第四期 b，要治好可能沒那麼容易。

因為前一次的治療效果驚人，因此就展開了基因治療，搭配抗癌藥劑的療程。開始治療的 1 個月後，腫瘤標記就恢復到正常數值了。

◆回顧這段治療過程，有什麼感想呢？

我想最重要的是就是身邊有位擁有豐富的癌症治療知識的朋友，以及**一開始的治療就搭配基因治療這兩點**。不單單只是保住了我這條命，更不用開刀取出子宮，是一件值得高興的事。

另一個好處就是**不需要為了專心治療而離開工作崗位，還可以過得一如往常**。若請假專心治療的話，一定會一個人悶悶不樂。因此，朋友建議我若身體狀況允許的話，就維持生病前的生活模式。現在想來，朋友還真沒講錯。

◆想請教您今後的計畫？

抓好時機，以 PET 檢查來確認是否有腫瘤。若目前的治療沒有中斷的話，就可以思考是否要接受將整個淋巴腺摘除的手術。就算消失不見，也要先觀察一陣子。

復發…透過治療，讓肉眼可見的大腫瘤消失後，癌細胞又再次出現的情況。

癌細胞從大腸轉移到肝、肺臟，仍可維持生活品質超過4年

　　第二位是自行挑選包含基因治療的複數治療方式，已經自行控制了好幾年，目前過的生活就跟一般人沒兩樣。

- 患者資料：罹患大腸癌的 69 歲男性。
- 就醫經過：朋友介紹就醫。

📁 一開始發現的是轉移的肺癌

◆聽說您是大腸癌四期？

　　是的。一開始的檢測結果是肺癌，那已經是4年半前的事了。

　　覺得自己一直咳個不停有點怪怪的，就到附近的診所就醫。照了 X 光後，發現有個雞蛋大小的陰影。轉到市民醫院接受精密檢查後，確診是肺癌。

　　之後過了 1 個月，這次是回到家後覺得肚子右下方傳來一陣刺痛感。前往醫院看診時，醫院叫我馬上住院。這刺痛感是來自癌症所引發的腸閉塞。那時候的內視鏡檢查，也發現大腸癌就是原發病灶。一開始發現的肺癌，就是從大腸轉移過來的。大腸腫瘤其實沒有想像中大，又是沿著腸壁垂直拓展開來，應該是從很早開始就已經跑入血管造成轉移吧！

腸閉塞…小腸或大腸因某種原因造成食物、氣體、消化液等腸管流動嘎然而止的狀態。

◆那是怎樣的治療呢？

因大腸的癌症尚未擴大，隔周開刀將病灶取出後，治療便告一段落。

而此時也在肺部發現 5 公分、1 公分以及不到 1 公分的腫瘤。利用抗癌藥劑將小腫瘤殺死，大腫瘤則是先將它縮小後再進行手術。

不過，結束大腸手術又在肝臟發現腫瘤。雖然開刀導致免疫力下降，不過還是取出了 0.8cm 的小腫瘤。

因為想到若有跟肝臟有關的癌症該怎麼辦？因此從隔月正式開始使用抗癌藥劑。與抗癌藥劑幾乎是在同一個時期出現的一種免疫療法「樹狀細胞療法」。

抗癌藥劑與樹狀細胞療法發揮效用，3 個月後的 PET-CT（搭配正電子放射斷層攝影與電腦斷層攝影功能的機器，來進行檢查），找到並縮小了肺部與肝臟的小腫瘤。檢查完的下個月，也開刀將殘留在肺裡的 2 顆腫瘤切除。

🗂️ 無法使用放射線療法後，找到又再次復發的肺癌

◆所有確診癌症都必須進行治療嗎？

手術後狀況良好，有一段時間大家都相安無事。

不過，肺部手術結束後的 4 個月所進行的 CT 檢查裡，又在肝臟發現了一顆，肺部則找到一顆米粒大小的腫瘤。

就肝臟來說，想說不知道有沒有侵襲性較低的好辦法，檢查過後 4 個月又轉到別家醫院，透過射頻燒灼術來清除腫瘤。

樹狀細胞療法…在體外培養可促進攻擊免疫細胞的樹狀細胞，再將癌細胞的資訊傳入人體內的治療方式。

CT 檢查…使用 X 光線來拍攝身體斷面的照片檢查。適合較大範圍的檢查，但有可能被曬到放射線。

在那之後，肝癌復發了兩次，但都以射頻燒灼術（RFA）進行治療。結束最後一次治療後，已經 2 年半沒有復發。CT 檢查也沒有出現任何異狀。

◆**那就只剩下肺癌了。**

這個就比較麻煩了。

剛有提到為了治療這米粒大的肺癌，猶豫是要利用放射線或是射頻燒灼術進行治療，但因為「不想在肺開個洞」，就選擇了放射線治療。放射線治療在 1 年 3 個月內進行了 4 次，結果導致放射性肺炎。重點是結束最後一次放射線治療後沒多久，CT 與 PET-CT 檢測都出現再次復發的徵兆。

於是便尋找其他治療方式，前往採用腫瘤及其周邊組織以負 170 度的低溫加以凍死的冷凍消融術的醫院，諮詢相關內容。

這家醫院取了我的肺部組織加以檢測，確認癌症不僅再次復發，甚至還發現癌細胞已經從肺部浸潤至支氣管，因此判斷不適宜進行冷凍消融術。

不過，我認為若腫瘤縮小，支氣管的浸潤消失的話，或許就能進行冷凍消融術，於是開始尋找能讓腫瘤縮小的新方法。

◆**應該就是基因治療了吧？**

是的。雖然也曾猶豫是否要進行其它免疫療法，不過與其用免疫細胞殺死偽裝成正常細胞的癌細胞，不如透過基因使其自滅，便選擇了基因治療。

◆**看來您做了不少功課？**

是的。除了自己查了不少資料外，兒子的朋友因為工作關係，對這方面還蠻熟悉的，就請他介紹幾家自費診療的診所。

放射性肺炎…因放射線治療副作用，導致肺部病變所引發的肺炎。

◆可以請教目前的治療內容嗎？

使用低劑量抗癌藥劑的同時，一開始是每週一次，現在是 2 週 1 次的頻率進行基因治療。從三個月前開始，今天是第 9 次。

其實我一開始很抗拒抗癌藥劑，因為大腸癌手術後所進行的抗癌藥劑治療，出現了很嚴重的後遺症。

不僅血壓飆升、嚴重腹瀉，甚至還噁心到什麼都吃不下，真的很痛苦。

由於搭配抗癌藥劑的療效相當好，若是少量的話還能接受，但目前為止也沒出現任何副作用。

體重也恢復到跟健康時差不多

◆基因治療的效果如何？

就腫瘤標記的 CEA 來看，治療前為 19.3，1 個月後降到 11.9，2 個月後稍微上升到 12.6。CA19-9 則是從 131 持續下降至 90、80。

開始治療後，原本肺部的沉重感消失，呼吸也順暢不少。現在比較讓人在意的就是早上血壓會升高，不過工作起來就跟生病前沒兩樣。

◆您的狀態好到看起來根本不像癌症四期患者

應該是因為基因治療與抗癌藥劑的併用，將病情控制得不錯。另外，這 2 個月，我也胖了 2 公斤。回到還沒生病前的體重，應該也是重要關鍵吧。

因為我平常都很注重飲食跟健康管理，體重大多維持在 62 公斤左右，但被告知罹患癌症前卻掉到 54.5 公斤。

想說體重掉太多會有生命危險，因此罹癌後也決定要認真吃。詳實記錄每天吃下肚的東西，並將此紀錄告知醫院。太太也開始重視使用的食材，三餐都以自家種植的無農藥蔬菜為主。

📁➕ 長壽的關鍵在於患者自行選擇的治療方式

◆想請您回顧一下當初被告知罹癌時的心情？

後悔當初做出兩個錯誤選擇。

一個是一開始的抗癌藥劑治療。結束大腸癌手術後，雖然有進行預防，但還是抱著僥倖心情，想說等其它癌症出現再說。於是捨棄了免疫治療，成為了癌症復發的關鍵。

另一個就是肺癌的放射線治療。雖然放射線科的醫生提醒我：「使用射頻燒灼法會比較保險。」若我那時候選這個的話，就能確實消滅癌細胞，也就不會落到如此地步了。另外也因為接受放射線治療導致肺炎，讓我無法堅持到最後，才會變成今天這樣。

其實，一開始接受抗癌藥劑治療時，醫生曾說若藥劑無效的話，最多只能再活 1 年。

📁➕ 克服得知罹患癌症時的打擊，積極接受治療

◆回顧這 4 年半，覺得打擊最大的時候是何時？

雖然進行抗癌藥劑治療前，聽到自己只剩下 1 年壽命時也受到不小的打擊，不過打擊最大的還是一開始發現罹患肺癌時吧！為什麼會是我這個不抽菸，健康檢查時也沒有任何跡象的人？再仔細一想，每年都在公司接受健康檢查，為什麼會沒有發現呢？對我來說簡直是雙重打擊！

低劑量抗癌藥劑（P185）…以低於標準療法規定用量的少量抗癌藥劑進行的治療。

◆想請教您今後的規劃？

　　首先要做的就是以今後的血液檢查結果，來決定要繼續基因治療還是改成其它免疫治療。

　　無論是哪種治療，都要與目前的**低劑量抗癌藥劑**同時進行，藉此縮小現存的肺部腫瘤……。最理想的狀態是將腫瘤縮小到約2公分，最後再用冷凍消融術殺死癌細胞。

　　就過去接觸過各式各樣療法的心得，我認為基因治療、免疫療法是治療的基礎。

　　以我個人為例，我是動完手術或結束放射線治療後，才來進行基因治療。不過，原本應該是進行手術、放射線治療等根本治療前，要先將基因恢復原狀，提升免疫力。如此一來，才能提高其它治療方式的效果不是嗎？

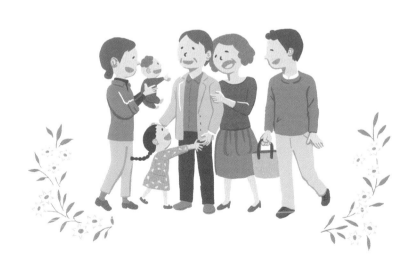

【①何謂基因檢測？】

　　癌症治日益進步，近年也開始推行「精準醫療」，而透過「基因檢測」，能讓許多癌症患者可以更對症治療，使用更具效益的標靶藥物治療或免疫治療。

　　癌症基因檢測運用在評估罹癌風險、輔助癌症治療，即標靶藥物、免疫治療等等。癌細胞常帶有一些致癌基因的突變，所以針對致癌基因，施打藥物，就能藉由抑制突變基因的活性來殺死癌細胞，治療癌症。

　　換言之，現在透過癌症基因檢測，能夠找出癌症患者身上與癌症想關的基因突變，協助醫師針對病患的基因特性，選擇適合的藥物。透過基因檢測，並藉由精準醫療來治療，能讓治療效率提高一倍。

　　另外，隨著技術的進步，基因檢測在將來，與他療法併用，找到更多治療的方式，若能與其他療法互相組合搭配就更能集中攻擊癌細胞，達到加乘效果！

更多關於基因檢測的資訊請參考：

【癌症治療】
什麼是基因檢測？

資料來源：癌症希望基金會

186

【②台灣兩性十大癌症死因（107年死亡率）】

前十大癌症死因以性別觀察，男、女性之前三大癌症死因均為肺癌、肝癌和結腸直腸癌；男性第4與第5順位癌症死因為口腔癌與食道癌，女性則為乳癌與胰臟癌，十大癌症死因中男、女性死亡率差距較大者為食道癌與口腔癌。

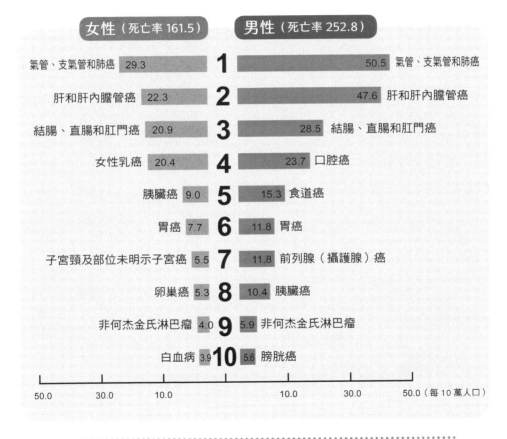

女性（死亡率 161.5）		男性（死亡率 252.8）
氣管、支氣管和肺癌 29.3	1	50.5 氣管、支氣管和肺癌
肝和肝內膽管癌 22.3	2	47.6 肝和肝內膽管癌
結腸、直腸和肛門癌 20.9	3	28.5 結腸、直腸和肛門癌
女性乳癌 20.4	4	23.7 口腔癌
胰臟癌 9.0	5	15.3 食道癌
胃癌 7.7	6	11.8 胃癌
子宮頸及部位未明示子宮癌 5.5	7	11.8 前列腺（攝護腺）癌
卵巢癌 5.3	8	10.4 胰臟癌
非何杰金氏淋巴瘤 4.0	9	5.9 非何杰金氏淋巴瘤
白血病 3.9	10	5.6 膀胱癌

50.0　30.0　10.0　　10.0　30.0　50.0（每10萬人口）

資料來源：行政院衛生福利部國民健康署

【③諮詢窗口一覽表】

台灣

政府機關

行政院衛生福利部國民健康署	http://www.hpa.gov.tw/
國家衛生研究院／癌症研究所	http://www.nhri.org.tw/

學會及醫院

台灣婦癌醫學會	http://www.tago.org.tw/
台灣癌症安寧緩和醫學會	http://www.wecare.org.tw/
台大醫院／癌症防治中心	http://www.ntuh.gov.tw/CACC/
台北榮民總醫院腫瘤醫學部	https://wd.vghtpe.gov.tw/Cancer_Cen/Index.action
和信治癌中心醫院	http://www.kfsyscc.org/
林口長庚紀念醫院／癌症中心	https://www1.cgmh.org.tw/lhcc/index.html

非政府組織

財團法人陶聲洋防癌基金會	http://www.sydao.org.tw/
財團法人癌症希望基金會	http://www.ecancer.org.tw/
台灣癌症資源網	http://www.crm.org.tw/
財團法人台灣癌症基金會	http://www.canceraway.org.tw/
財團法人台灣癌症臨床研究發展基金會	http://www.tccf.org.tw/
財團法人乳癌防治基金會	http://www.breastcf.org.tw/
財團法人癌症關懷基金會	http://www.myccf.org.tw/
台灣防癌協會	http://www.ccst.org.tw/

延伸閱讀

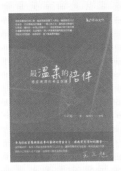

最溫柔的陪伴

王正旭◎著

定價：300 元
平裝／224 頁／單色

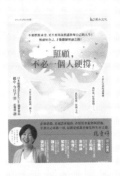

照顧，
不必一個人硬撐！

橋中今日子◎著
莊雅琇◎譯

定價：350 元
平裝／288 頁／單色

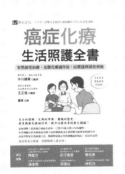

癌症化療
生活照護全書

中川靖章◎著
王正旭◎審定
羅婕◎譯

定價：400 元
平裝／184 頁／套色

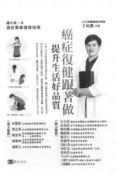

癌症復健跟著做，
提升生活好品質！

王柏堯◎著

定價：420 元
平裝／288 頁／部分全彩

〔 Dr.Me 健康系列 174 〕

· 圖解｜最先進醫療 · **癌症基因療法**
──認識基因檢測與治療，了解癌症治療趨勢！

作　　者／石田幸弘
監　　修／日本基因治療研究會
翻　　譯／王薇婷
插　　畫／長繩キヌエ
選　　書／梁瀞文
責任編輯／梁瀞文
文字校對／林子涵

行銷經理／王維君
業務經理／羅越華
總 編 輯／林小鈴
發 行 人／何飛鵬
出　　版／原水文化
　　　　　台北市民生東路二段141號8樓
　　　　　電話：02-2500-7008　傳眞：02-2502-7676
　　　　　網址：http://citeh2o.pixnet.net/blog E-mail：H2O@cite.com.tw
發　　行／英屬蓋曼群島商家庭傳媒股份有限公司城邦分公司
　　　　　台北市中山區民生東路二段141號2樓
　　　　　書虫客服服務專線：02-25007718；02-25007719
　　　　　24小時傳眞專線：02-25001990；02-25001991
　　　　　服務時間：週一至週五上午09:30-12:00；下午13:30-17:00
　　　　　讀者服務信箱E-mail：service@readingclub.com.tw
劃撥帳號／19863813；戶名：書虫股份有限公司
香港發行／香港灣仔駱克道193號東超商業中心1樓
　　　　　電話：852-2508-6231　傳眞：852-2578-9337
　　　　　電郵：hkcite@biznetvigator.com
馬新發行／城邦（馬新）出版集團
　　　　　41, Jalan Radin Anum, Bandar Baru Sri Petaling,
　　　　　57000 Kuala Lumpur, Malaysia.
　　　　　電話：603-9057-8822　傳眞：603-9057-6622
　　　　　電郵：cite@cite.com.my

美術設計／鄭子瑀
製版印刷／卡樂彩色製版印刷有限公司

初　　版／2020年5月19日
定　　價／450元

城邦讀書花園
www.cite.com.tw

ISBN 978-986-99073-0-9

ZUKAI SAISENTAN-IRYO GAN-IDENSHICHIRYO NO KOTOGA WAKARU HON written by
Yukihiro Ishida, supervised by Idenshichiryo Kenkyukai, illustrated by kinue Naganawa
Copyright © SBML Inc., 2018
All rights reserved.
First published in Japan by ASA Publishing Co., Ltd., Tokyo

This Complex Chinese edition is published by arrangement with ASA Publishing Co., Ltd., Tokyo
in care of Tuttle-Mori Agency, Inc., Tokyo through Future View Technology Ltd., Taipei.

國家圖書館出版品預行編目資料

圖解・最先進醫療 癌症基因療法／石田幸弘著；
王薇婷譯 . -- 初版 . -- 臺北市：原水文化出版：家庭
傳媒城邦分公司發行 , 2020.5
　　面；　公分 . --（Dr.Me 健康系列；HD0174）
ISBN 978-986-99073-0-9（平裝）

1. 癌症　　　　2. 基因療法

417.8　　　　　　　　　　　109006341